骨质疏松症

一本通

王卫国 主编

云南出版集团公司
云南科技出版社

图书在版编目（ＣＩＰ）数据

骨质疏松症一本通 / 王卫国主编. -- 昆明 ： 云南科技出版社，2018.4
 ISBN 978-7-5587-1314-9

Ⅰ．①骨… Ⅱ．①王… Ⅲ．①骨质疏松－防治 Ⅳ．①R681

中国版本图书馆CIP数据核字 (2018) 第097018号

骨质疏松症一本通
王卫国　主编

责任编辑：王建明　蒋朋美
责任校对：张舒园
责任印制：蒋丽芬
装帧设计：庞甜甜

书　号：978-7-5587-1314-9
印　刷：廊坊市海涛印刷有限公司
开　本：850mm×1168mm　　1/32
印　张：7.5
字　数：210千字
版　次：2020年7月第1版　2020年7月第1次印刷
定　价：48.00元

出版发行：云南出版集团公司云南科技出版社
地址：昆明市环城西路609号
网址：http://www.ynkjph.com/
电话：0871-64190889

前　言

随着我国社会人口老龄化的加重,骨质疏松症发病率变得越来越高,人们对其越来越重视;目前,全世界约有 2 亿人患骨质疏松症,其发病率已跃居世界各种常见病的第 7 位。大家对其普遍认同的定义为:骨质疏松症是以骨量减少、骨组织显微结构退化为特征、骨脆性增高而骨折的危险性增加的一种全身性骨病。骨质疏松不仅给病人带来了生活中的诸多不便影响生活质量,也给其家庭带来了沉重的负担,因此骨质疏松的"未病先防与对症治疗"显得极为重要。

本书主要从骨质疏松的基本常识、生活方式与骨质疏松、骨质疏松的易患人群及危险因素、骨质疏松的危害、常见骨质疏松性骨折、正确认识和防治骨质疏松、科学防治骨质疏松、骨质疏松症的中医病因病机及其辨证分型、骨质疏松的治疗、骨质疏松的预防、骨质疏松患者的自我保健等方面阐述了骨质疏松症的防治。在编写过程中我们力求通俗易懂,深入浅出,相信本书能成为广大群众尤其是中、老年朋友防治骨质疏松症的重要参考书,也可供各级医护人员及老年保健工作者使用。是一本不可多得的科普著作和医学教材。

由于作者水平有限,加之时间仓促,疏误之处在所难免,恳请读者不吝指正,期望能在本书再版时加以补充和修正。

王卫国

目　　录

第一章　骨质疏松的基本常识

什么是骨质疏松

骨质疏松症是中老年人最常见的骨骼疾病。

骨质疏松症是一种全身骨量减少，骨组织显微结构改变，骨强度下降，骨脆性增加并容易导致骨折的全身骨骼疾病。

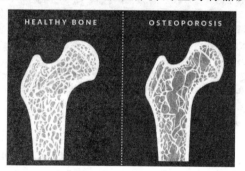

骨质疏松的骨骼在显微镜下呈现蜂窝状，孔隙比正常健康的骨骼更大（见图）。筛孔越多，骨骼就越脆弱，更容易出现骨折。简单地说就是您的骨骼没有您年轻时那么结实了，骨骼变得容易断（发生骨折）。

骨质疏松症是困扰老年人群的主要疾病之一，其发病率已跃居老年疾病第三位，排在糖尿病、老年痴呆之后。一般人认为预防骨质疏松症是老年人的事，其实这是一种片面看法，近年来年轻的都市人群及儿童青少年中患骨质疏松症的人越来越多，乱减肥、怕日晒、少运动是主要原因。预防骨质疏松症应从儿童抓起，因为儿童及青少年时期达到的骨组织数量是终身骨骼健康的重要决定因素之一，从小加强骨量积累，通过改善营养、加强锻炼、养成良好的生活方式，充实自己的"骨骼仓库"，有益于维持终身骨骼健康。今天，就同各位小伙伴一起学习骨质疏松症相关基础知识。

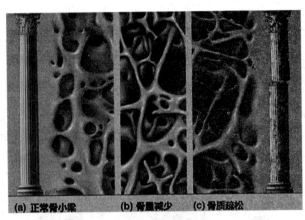

(a) 正常骨小梁   (b) 骨量减少   (c) 骨质疏松

骨质疏松症的定义和分类

骨质疏松症（OP）是最常见的骨骼疾病，是一种以骨量低，骨组织微结构损坏，导致骨脆性增加，易发生骨折为特征的全身性骨病。2001年美国国立卫生研究院（NIH）将其定义为以骨强度下降和骨折风险增加为特征的骨骼疾病，提示骨量降低是骨质疏松性骨折的主要危险因素，但还存在其他危险因素。骨质疏松症可发生于任何年龄，但多见于绝经后女性和老年男性。骨质疏松症分为原发性和继发性两大类。原发性骨质疏松症包括绝经后骨质疏松症（Ⅰ型）、老年骨质疏松症（Ⅱ型）和特发性骨质疏松症（包括青少年型）。绝经后骨质疏松症一般发生在女性绝经后5～

10 年内；老年骨质疏松症一般指 70 岁以后发生的骨质疏松；特发性骨质疏松症主要发生在青少年，病因尚未明。继发性骨质疏松症指由任何影响骨代谢的疾病和/或药物及其他明确病因导致的骨质疏松。本指南主要针对原发性骨质疏松症。

骨质疏松症是病吗

现代人们对骨质疏松的了解

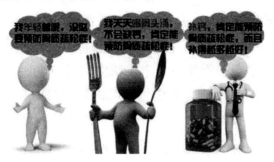

尽管骨质疏松对人类的日常工作产生了极大的不便，但是依据我国现在的国情我们不难发现人们对骨质疏松还是不够重视，我国宣传的力度、宣传所覆盖的广度仍然不尽人意，在对社区骨质疏松的患者对骨质疏松知识的了解、患者的自我管理能力以及骨质疏松对患者生活质量的影响的调查问卷中发现老年患者对骨质疏松知识的掌握程度以及患者自我管理能力较低、骨质疏松对老年患者的生活质量各个方面均有相关性。在对老年骨质疏松患者的调查问卷中得出结论："老年骨质疏松患者对骨质疏松知识的认知程度较低，有待进一步开展相关知识的宣传教育，从而提高老年人对骨质疏松的预防意识，提高生活质量。"所以，我们应该在整体对骨质疏松认识不足的情况下加大骨质疏松方面知识的宣传力度，从而增加人们对骨质疏松的重视程度、做好个人防护工作。

　　骨质疏松指单位体积内骨组织低于正常量,致骨外形虽在,但骨小梁稀疏,由此而引起的压缩、变形、疼痛等一系列功能障碍,称骨质疏松症。单纯的骨质疏松能否算作疾病,目前尚有不同观点,有些学者认为是一种衰老状态,但并不是每个人到了一定年龄必然发生。一般认为,如果骨质疏松伴有骨折(包括显微骨折)、明显的腰背痛或神经症状,应视为疾病。患者多为老年人,特别是绝经期妇女,主要症状是腰背痛。疼痛可因胸椎或腰椎压缩骨折而致,也可因骨折后脊柱变形、继发小关节骨关节炎所致,也可能是保护性肌肉痉挛或肌肉韧带劳损所致。疼痛可在咳嗽、喷嚏、弯腰时加重,卧床休息后减轻,疼痛可沿肋间神经放射,或向腰骶部放射。有人分析骨质疏松症合并椎体压缩骨折者占 44%,多发生在第 12 胸椎与第 2 腰椎之间,可因轻度外伤或持重物所引起。此类骨折经卧床休息后即可痊愈,但常遗留驼背畸形。

骨质疏松的流行病情况

　　骨质疏松症是一种与增龄相关的骨骼疾病。目前我国 60 岁以上人口已超过 2.1 亿(约占总人口的 15.5%),65 岁以上人口近 1.4 亿(约占总人口的 10.1%),是世界上老年人口绝对数最大的国家。随着人口老龄化日趋严重,骨质疏松症已成为我国面临的重要公共健康问题。早期流行病学调查显示:我国 50 岁以上人群骨质疏松症患病率女性为 20.7%,男性为 14.4%;60 岁以上人群骨质疏松症患病率明显增高,女性尤为突出。据估算 2006 年我国骨质疏松症患者近 7000 万,骨量减少者已超过 2 亿人。尽管缺乏新近的流行病学数据,但估测我国骨质疏松症和骨量减少人数已远超过以上数字。

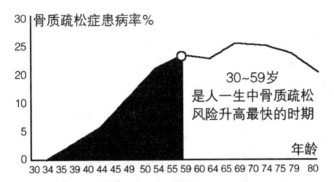

骨质疏松性骨折(或称脆性骨折)指受到轻微创伤或日常活动中即发生的骨折,是骨质疏松症的严重后果。骨质疏松性骨折的常见部位是椎体、髋部、前臂远端、肱骨近端和骨盆等,其中最常见的是椎体骨折。国内基于影像学的流行病学调查显示,50岁以上女性椎体骨折患病率约为 15%,50 岁以后椎体骨折的患病率随增龄而渐增,80 岁以上女性椎体骨折患病率可高达36.6%。髋部骨折是最严重的骨质疏松性骨折,近年来我国髋部骨折的发生率呈显著上升趋势。研究表明:1990—1992 年间,50岁以上髋部骨折发生率男性为 83/10 万,女性为 80/10 万;2002—2006 年间,此发生率增长为男性 129/10 万和女性 229/10万,分别增加了 1.61 倍和 2.76 倍。预计在未来几十年中国人髋部骨折发生率仍将处于增长期。据估计,2015 年我国主要骨质疏松性骨折(腕部、椎体和髋部)约为 269 万例次,2035 年约为483 万例次,到 2050 年约达 599 万例次。女性一生发生骨质疏松性骨折的危险性(40%)高于乳腺癌、子宫内膜癌和卵巢癌的总和,男性一生发生骨质疏松性骨折的危险性(13%)高于前列腺癌。

骨质疏松性骨折的危害巨大,是老年患者致残和致死的主要原因之一。发生髋部骨折后1年之内,20%患者会死于各种并发症,约50%患者致残,生活质量明显下降。而且,骨质疏松症及骨折的医疗和护理,需要投入大量的人力、物力和财力,造成沉重的家庭和社会负担。据2015年预测,我国2015、2035和2050年用于主要骨质疏松性骨折(腕部、椎体和髋部)的医疗费用将分别高达720亿元、1320亿元和1630亿元。

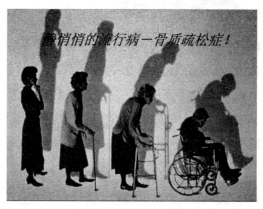

然而,必须强调骨质疏松症可防、可治。需加强对危险人群的早期筛查与识别,即使已经发生过脆性骨折的患者,经过适当的治疗,可有效降低再次骨折的风险。目前我国骨质疏松症诊疗率在地区间、城乡间还存在显著差异,整体诊治率均较低。即使患者发生了脆性骨折(椎体骨折和髋部骨折),骨质疏松症的诊断率仅为2/3左右,接受有效抗骨质疏松药物治疗者尚不足1/4。鉴于我国目前骨质疏松症诊治率过低的严峻现实,本指南建议在医疗卫生工作中重视骨质疏松症及其骨折的防治,注意识别高危人群,给予及时诊断和合理治疗。

为什么会出现骨质疏松症呢

骨质疏松症受先天因素和后天因素影响。先天因素指种族、性别、年龄及家族史；后天因素包括药物、疾病、营养及生活方式等。年老、女性绝经、男性性功能减退都是导致骨质疏松症的原因。

骨骼需有足够的刚度和韧性维持骨强度，以承载外力，避免骨折。为此，要求骨骼具备完整的层级结构，包括 I 型胶原的三股螺旋结构、非胶原蛋白及沉积于其中的羟基磷灰石。骨骼的完整性由不断重复、时空偶联的骨吸收和骨形成过程维持，此过程称为"骨重建"。骨重建由成骨细胞、破骨细胞和骨细胞等组成的骨骼基本多细胞单位（BMU）实施。成年前骨骼不断构建、塑形和重建，骨形成和骨吸收的正平衡使骨量增加，并达到骨峰值；成年期骨重建平衡，维持骨量；此后随年龄增加，骨形成与骨吸收呈负平衡，骨重建失衡造成骨丢失。

适当的力学刺激和负重有利于维持骨重建，修复骨骼微损伤，避免微损伤累积和骨折。分布于哈佛管周围的骨细胞（占骨骼细胞的 90%～95%）可感受骨骼的微损伤和力学刺激，并直接与邻近骨细胞，或通过内分泌、自分泌和旁分泌的方式与其他骨细胞联系。力学刺激变化或微损伤贯通板层骨或微管系统，通过影响骨细胞的信号转导，诱导破骨细胞前体的迁移和分化。破骨细胞占骨骼细胞的 1%～2%，由单核巨噬细胞前体分化形成，主司骨吸收。破骨细胞生成的关键调节步骤包括成骨细胞产生的核因子-κB 受体活化体配体（RANKL）与破骨细胞前体细胞上的 RANK 结合，从而激活 NF-κB，促进破骨细胞分化。破骨细胞的增生和生存有赖于成骨细胞源性的巨噬细胞集落刺激因子(M-CSF)与破骨细胞的受体 c-fms 相结合。成骨细胞分泌的护骨素(OPG),也作为可溶性 RANKL 的受体,与 RANK 竞争性结合RANKL,从而抑制破骨细胞的生成。RANKL/OPG 的比值决定了骨吸收的程度,该比值受甲状旁腺素(PTH)、1,25 双羟维生素 $D[1,25(OH)_2D]$、前列腺素和细胞因子等的影响。骨吸收后,成骨细胞的前体细胞能感知转化生长因子-β_1(TGF-β_1)的梯度变化而被募集。成骨细胞由间充质干细胞分化而成,主司骨形成,并可随骨基质的矿化而成为包埋于骨组织中的骨细胞或停留在骨表面的骨衬细胞。成骨细胞分泌富含蛋白质的骨基质,包括 I 型胶原和一些非胶原的蛋白质(如骨钙素)等;再经过数周至数月,羟基磷灰石沉积于骨基质上完成矿化。

绝经后骨质疏松症主要是由于绝经后雌激素水平降低,雌激素对破骨细胞的抑制作用减弱,破骨细胞的数量增加、凋亡减少、寿命延长,导致其骨吸收功能增强。尽管成骨细胞介导的骨形成亦有增加,但不足以代偿过度骨吸收,骨重建活跃和失衡致使小梁骨变细或断裂,皮质骨孔隙度增加,导致骨强度下降。雌激素减少降低骨骼对力学刺激的敏感性,使骨骼呈现类似于废用性骨丢失的病理变化。

老年性骨质疏松症一方面由于增龄造成骨重建失衡,骨吸收/骨形成比值升高,导致进行性骨丢失;另一方面,增龄和雌激素缺乏使免疫系统持续低度活化,处于促炎性反应状态。炎性反应介质肿瘤坏死因子 α(tTNF-α)、白介素 IL-1、IL-6、IL-7、IL-17及前列腺素 E_2(PGE$_2$)均诱导 M-CSF 和 RANKL 的表达,刺激破骨细胞,并抑制成骨细胞,造成骨量减少。雌激素和雄激素在体内均具有对抗氧化应激的作用,老年人性激素结合球蛋白持续增加,使睾酮和雌二醇的生物利用度下降,体内的活性氧类(ROS)堆积,促使间充质干细胞、成骨细胞和骨细胞凋亡,使骨形成减少。老年人常见维生素 D 缺乏及慢性负钙平衡,导致继发性甲状旁腺功能亢进。年龄相关的肾上腺源性雄激素生成减少、生长激素-胰岛素样生长因子轴功能下降、肌少症和体力活动减少造成骨骼负荷减少,也会使骨吸收增加。此外,随增龄和生活方式相关疾病引起的氧化应激及糖基化增加,使骨基质中的胶原分子发生非酶促交联,也会导致骨强度降低。

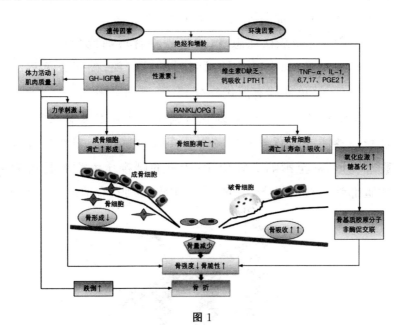

图 1

　　骨质疏松症及其骨折的发生是遗传因素和非遗传因素交互作用的结果(图 1)。遗传因素主要影响骨骼大小、骨量、结构、微结构和内部特性。峰值骨量的 60% 至 80% 由遗传因素决定,多种基因的遗传变异被证实与骨量调节相关。非遗传因素主要包括环境因素、生活方式、疾病、药物、跌倒相关因素等。骨质疏松症是由多种基因-环境因素等微小作用积累的共同结果。

骨质疏松有哪些临床表现

骨质疏松症初期通常没有明显的临床表现,因而被称为"寂静的疾病"或"静悄悄的流行病"。但随着病情进展,骨量不断丢失,骨微结构破坏,患者会出现骨痛,脊柱变形,甚至发生骨质疏松性骨折等后果。部分患者可没有临床症状,仅在发生骨质疏松性骨折等严重并发症后才被诊断为骨质疏松症。

1.疼痛　骨质疏松症患者,可出现腰背疼痛或全身骨痛。疼痛通常在翻身时、起坐时及长时间行走后出现,夜间或负重活动时疼痛加重,并可能伴有肌肉痉挛,甚至活动受限。

2.脊柱变形　严重骨质疏松症患者,因椎体压缩性骨折,可出现身高变矮或驼背等脊柱畸形。多发性胸椎压缩性骨折可导致胸廓畸形,甚至影响心肺功能;严重的腰椎压缩性骨折可能会导致腹部脏器功能异常,引起便秘、腹痛、腹胀、食欲减低等不适。

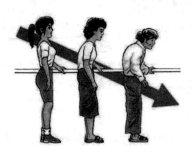

3.骨折　骨质疏松性骨折属于脆性骨折,通常指在日常生活中受到轻微外力时发生的骨折。骨折发生的常见部位为椎体

（胸、腰椎），髋部（股骨近端），前臂远端和肱骨近端；其他部位如肋骨、跖骨、腓骨、骨盆等部位亦可发生骨折。骨质疏松性骨折发生后，再骨折的风险显著增加。

4.对心理状态及生活质量的影响　骨质疏松症及其相关骨折对患者心理状态的危害常被忽略，主要的心理异常包括恐惧、焦虑、抑郁、自信心丧失等。老年患者自主生活能力下降，以及骨折后缺少与外界接触和交流，均会给患者造成巨大的心理负担。应重视和关注骨质疏松症患者的心理异常，并给予必要的治疗。

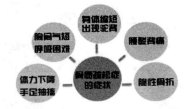

骨质疏松症的诊断标准是什么

由于骨的强度主要是由骨密度因素决定的，因此，测定骨密度能间接反映出骨的强度，从而对骨质疏松症进行诊断，对骨质疏松性骨折的危险性进行评估。

目前对骨质疏松症的诊断以骨密度减少为基本依据。

世界卫生组织（WHO）对骨质疏松症的诊断标准为（将同性别峰值骨密度平均值减所测骨密度值）：

≤1 标准差（SD）　　　正常

1～2.5 标准差（SD）　骨量减少

＞2.5 标准差（SD）　　骨质疏松症

＞2.5 标准差（SD）　　若伴有脆性骨折，为严重骨质疏松症

目前有关骨质疏松症的诊断标准也可不用标准差表示，而用

骨量丢失的百分率表示。将所测定的骨密度与同性别峰值 BMD
比较,减少:

＜12％	正常
13％～24％	骨量减少
＞25％	骨质疏松症
＞25％	若伴有脆性骨折,为严重骨质疏松症
＞37％	严重骨质疏松症

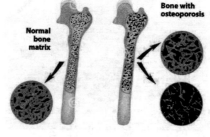

　　双能 X 线骨密度吸收测定(DXA)测量骨密度,是骨质疏松
诊断的金标准。绝经后妇女或 50 岁以上人群,DXA 测定的腰
椎、髋部或桡骨远端 1/3 骨密度的 T 值≤－2.5SD 即可诊断骨质
疏松。2017 版《指南》重申了 DXA 对骨质疏松诊断的重要性,骨
密度每降低 1SD,骨折风险增加 2 倍。并提出骨密度对髋部骨折
的预测价值不低于血压对卒中的预测价值。2017 版《指南》不推
荐无法评估骨质疏松性骨折风险的测量方法用于骨质疏松诊断,
如超声等。
　　WHO 和国际骨质疏松基金会(IOF)强调,DXA 应首选股骨
颈,这是因为股骨颈骨密度测量对骨折风险的判别最敏感。只有
那些无法进行髋部骨密度测量,或年轻的绝经后妇女才考虑应用
腰椎骨密度测量。同时,腰椎骨密度测量也是判断临床骨质疏松

治疗效果的重要方法,但腰椎骨密度测量不适于老年人骨质疏松诊断,这是由于老年人大多数都有明显的腰椎退行性改变,过度的骨质增生可能造成腰椎骨密度的假阴性。2017版《指南》中还提出,髋部和股骨颈的二维CT断层量化扫描(QCT)T值与DXA测量T值近似,可以用于骨质疏松诊断。

女性骨质疏松诊断(部位及数值)已有国际标准,虽然男性骨质疏松受到了越来越多的重视,但到目前为止,关于男性骨质疏松诊断基于循证研究的DXA值并未确定。2017版《指南》指出,美国GE公司的骨密度仪已经可以提供具有人群参考价值的男性DXA测量T值,可以像女性那样用股骨颈骨密度诊断骨质疏松并评估骨折风险。

骨质疏松症的诊断基于全面的病史采集、体格检查、骨密度测定、影像学检查及必要的生化测定。临床上诊断原发性骨质疏松症应包括两方面:确定是否为骨质疏松症和排除继发性骨质疏松症。

骨质疏松症的诊断主要基于DXA骨密度测量结果和/或脆性骨折。

1.基于骨密度测定的诊断　DXA测量的骨密度是目前通用的骨质疏松症诊断指标。对于绝经后女性、50岁及以上男性,建议参照WHO推荐的诊断标准,基于DXA测量结果:骨密度值低于同性别、同种族健康成人的骨峰值1个标准差及以内属正常;降低1~2.5个标准差为骨量低下(或低骨量);降低等于和超过2.5个标准差为骨质疏松;骨密度降低程度符合骨质疏松诊断标准,同时伴有一处或多处脆性骨折为严重骨质疏松。骨密度通常用T-值(T-Score)表示,T-值=(实测值-同种族同性别正常青年人峰值骨密度)/同种族同性别正常青年人峰值骨密度的标准差。基于 DXA 测量的中轴骨(腰椎 1-4、股骨颈或全髋)骨密度或桡骨远端 1/3 骨密度对骨质疏松症的诊断标准是 T-值≤−2.5。

对于儿童、绝经前女性和 50 岁以下男性,其骨密度水平的判断建议用同种族的 Z 值表示,Z-值＝(骨密度测定值−同种族同性别同龄人骨密度均值)/同种族同性别同龄人骨密度标准差。将 Z 值≤−2.0 视为"低于同年龄段预期范围"或低骨量。

2.基于脆性骨折的诊断　脆性骨折是指受到轻微创伤或日常活动中即发生的骨折。如髋部或椎体发生脆性骨折,不依赖于骨密度测定,临床上即可诊断骨质疏松症。而在肱骨近端、骨盆或前臂远端发生的脆性骨折,即使骨密度测定显示低骨量(−2.5＜T-值＜−1.0),也可诊断骨质疏松症。骨质疏松症的诊断标准见表 1-1。

表 1-1　骨质疏松症诊断标准

骨质疏松症的诊断标准(符合以下三条中之一者)
·髋部或椎体脆性骨折
·DXA 测最大的中轴骨骨密度或桡骨远端 1/3 骨密度的 T-值≤−2.5
·骨密度测量符合低骨量(−2.5＜T-值＜−1.0)＋肱骨近端、骨盆或前臂远端脆性骨折

DXA:双能 X 线吸收检测法

骨质疏松性骨折的风险评估

1.DXA 是骨折风险预测的最佳选择:骨折风险评估是 2017 版《指南》增加的新内容。DXA 测量骨密度,不仅是骨质疏松诊断的金标准,还可提示将来发生骨折的风险。但是,临床工作中,经常看到以下现象,有些骨折的患者骨密度并不很低,而有些骨密度很低的患者并未反复骨折。2017版《指南》指出,骨密度每下降1SD,其骨折风险增加约2倍,但其风险梯度(RR/SD)因部位、操作技术、患者年龄和骨折结果各异而有所不同(证据级别Ⅰa)。单独使用骨密度评估骨折风险的特异性高,但灵敏度低,意味着大多数骨质疏松性骨折发生在那些因T值并不≤-2.5SD而未被诊断为骨质疏松症的妇女中(证据级别Ⅰa)。因此,2017版《指南》不建议单独应用骨密度检测来进行骨折风险的人群筛查(B级推荐)。

2017版《指南》认为,DXA技术具有临床价值的检测部位在髋部、腰椎和前臂。股骨颈骨密度常用于骨折风险评估(FRAX)。其他非侵入性技术的骨骼测量方法,还包括定量超声和计算机轴向断层扫描。至今,尚无一种技术可评估骨骼的所有功能(诊断、预后和治疗监测)。

2.加强并完善绝经后妇女和50岁以上男性的骨骼健康和骨折风险管理:2017版《指南》通过全面回顾骨质疏松评估诊断手段,及现有的临床干预方法,完善了绝经后妇女和50岁以上男性人群脆性骨折预防的管理策略。并强调,应注重加强和提高管理的决策,而非替代骨质疏松患者的临床判断和个性化治疗。

3.跌倒是老年骨折最重要的风险因素:在英国,近十年来骨质疏松性骨折的发生率变化随地理区域、社会环境、种族和年龄变化而不同,髋部骨折发生率增加主要在男性群体,而椎体骨折发生率增加主要见于女性。2017版《指南》首次提出,与跌倒相关的危险因素显著增加骨折风险,其重要性超过所有骨质疏松危险因素;老年人骨折风险的判定应纳入骨质疏松干预的管理。

4.重视年龄、跌倒等独立于骨密度之外的骨折风险因素:通过综合分析与骨密度无关的风险因素,可进一步完善骨密度测量的评估价值。比如年龄,是完全独立于骨密度之外的骨折风险因素(证据级别Ⅰa)。其他独立于年龄和骨密度以外的骨折风险因素,目前已经确定的包括,体质指数(BMI)偏低、骨质疏松性骨折史、父母有髋骨骨折史、吸烟、使用糖皮质激素、摄入酒精和类风湿关节炎等(证据级别Ⅰa)。骨质疏松症还有许多诱发因素,例如炎症性肠病和内分泌疾病,但在大多数情况下,不确定其是否依赖于低骨密度或其他因素。最近的研究表明,糖尿病(特别是2型糖尿病)也可能增加骨折风险,且不依赖于骨密度。临床实践中,针对目标人群,在DXA检测骨密度的同时,全面评估临床危险因素是评估骨折风险的最佳选择。

2017版《指南》还提及了一些其他骨折风险因素,它们或仅仅表现为骨密度减少,或未被临床医师发现而忽略了治疗。如跌倒倾向,其骨折风险高,但干预骨代谢的药物对跌倒倾向的疗效并不确定,所以患者在接受药物治疗时,骨折风险的降低并不明显。2017版《指南》编写组专家认为,今后骨质疏松的研究方向之一,是那些潜在的、对骨折风险有重要影响的临床危险因素。同时,骨转换标志物检测既有助于骨折风险的评估,又能监测临床疗效(证据级别Ⅰa),建议在这一领域进行更多研究,以进一步明确其在临床诊断、预后评估和疗效监测等方面的价值。

5.骨折风险评估计算工具:WHO骨折风险评估系统(FRAX)可评估未来10年的髋部骨折以及主要骨质疏松性骨折(椎体、髋部、前臂以及肱骨近端骨折)发生的概率,以上结论已经在独立队列研究中进行了外部验证(证据级别Ⅰa)。源于英国前瞻性开放队列研究的评估工具QFracture,考虑到众多风险因素,可评估未来 1～10 年的髋部骨折以及主要骨质疏松性骨折的累积发生率。NICE 建议所有 65 岁以上女性及 75 岁以上男性使用 FRAX 和 QFracture 在内的骨折风险评估工具进行风险评估。苏格兰校际指南网络（SIGN142）推荐首选 QFracture 评估阈值。由于 FRAX 和 QFracture 产生的结果不同，故不能互换使用。此外，QFracture 评估无须测量骨密度，而 FRAX 中包含骨密度的选项。2017 版《指南》推荐的治疗阈值是基于 FRAX 计算的概率，因此不适用于 QFracture 或其他工具计算出的骨折风险。因此，优选 FRAX 评估骨折风险（B 级推荐）。由于 FRAX 在中国人群的研究结果差异较大，而 Qfracture 尚未在我国应用，故本文不做详细解读。

6.椎体骨折评估：2017 版《指南》建议，有以下现象的患者应进行椎体骨折（胸腰椎侧位片）的评估：身高降低超过 4cm，脊柱侧弯，近期或正在长时间口服糖皮质激素，或 DXA 测量骨密度降低超过 2.5SD，以及无椎体骨折史的 50 岁以上人群。

怎样早期发现骨质疏松

骨质疏松常常没有症状，可以在髋、脊椎和手腕发生骨折后，患者回忆起腰背或腿等曾有轻度疼痛。以下几点提醒患者就医时应检查骨密度和脊柱 X 线拍片：①女性绝经 5～10 年后，尤其是月经初潮年龄大、绝经年龄轻者。②男性 65～70 岁以上者。③驼背者、老来变矮者。④长期缺乏运动、体重低于正常、历来素食、不吃牛奶或奶制品、很少量皮肤暴露于日光下者。⑤有慢性肾脏病、慢性消化不良、严重肝病、长期糖尿病、甲状腺功能亢进、性腺功能低下、反复肾结石病者。

定期检测骨密度:骨健康是人们提高生活质量的目标。诊断骨质疏松是以检测骨矿密度或骨矿含量减少为依据,同时参考病史、骨代谢生化指标和有无骨折等综合分析。而早检查、早诊断、早治疗,可以抑制骨吸收,促进骨形成,提高骨密度和骨强度,降低骨折的发生。

OSTA 基于亚洲 8 个国家和地区绝经后妇女的研究,收集多项骨质疏松危险因素,并进行骨密度测定,从中筛选出 11 项与骨密度显著相关的危险因素,再经多变量回归模型分析,得出能较好体现敏感度和特异度的两项简易筛查指标,即年龄和体质量。计算方法是:

OSTA 指数＝[体质量(kg)－年龄(岁)]×0.2,结果评定见(表 1-2)。

表 1-2

风险级别	OSTA 指数
低	>-1
中	$-1 \sim -4$
高	<-4

OSTA 主要是根据年龄和体质量筛查骨质疏松症的风险,但需要指出,OSTA 所选用的指标过少,其特异性不高,需结合其他危险因素进行判断,且仅适用于绝经后妇女。

为什么女性更容易发生骨质疏松疾病

一般来说,女性更容易发生骨质疏松疾病。为什么骨质疏松疾病特别"垂青"女性呢? 原来,在怀孕期,孕妇就要不断地供给胎儿大量钙质,以保障其骨骼的正常发育。哺乳期母亲也要通过乳汁供给孩子赖以生长的钙。所以说，妈妈必须有意识地多摄取一些钙质，才能满足孩子和自身的需求。否则，不足部分便会由妈妈的骨组织中溶出。比较一下处于骨质内钙含量顶峰的 30 岁男女，能够明显地看出，女性骨质内钙含量比男性骨质内钙含量少 20％～30％。到 50 多岁，女性便进入闭经期，女性激素水平也开始急剧下降，而女性激素的一个重要"任务"就是阻止骨骼中的钙质溶出。女性激素水平的急剧下降使女性骨骼中的钙质大量丢失。医生发现，闭经期妇女中有 20％的人出现了钙质缺乏。另外，嗜酒能妨碍体内钙的吸收，吸烟也是造成女性激素减少的原因。吸烟还会引起胃肠功能紊乱，从而更进一步影响了钙的吸收。过量饮用咖啡也会使大量钙从尿中流失。运动不足及偏食也不利于钙的吸收。

怎样鉴别骨质疏松

1.骨质疏松的鉴别诊断　　骨质疏松可由多种病因所致。在诊断原发性骨质疏松症之前，一定要重视和排除其他影响骨代谢的疾病，以免发生漏诊或误诊。需详细了解病史，评价可能导致骨质疏松症的各种病因、危险因素及药物，特别强调部分导致继发性骨质疏松症的疾病可能缺少特异的症状和体征，有赖于进一步辅助检查。主要包括：影响骨代谢的内分泌疾病（甲状旁腺疾病、性腺疾病、肾上腺疾病和甲状腺疾病等），类风湿关节炎等免疫性疾病，影响钙和维生素 D 吸收和代谢的消化系统和肾脏疾病，神经肌肉疾病，多发性骨髓瘤等恶性疾病，多种先天和获得性骨代谢异常疾病，长期服用糖皮质激素或其他影响骨代谢药物等。

2.基本检查项目 对已诊断和临床怀疑骨质疏松症的患者至少应做以下几项基本检查,以助诊断和鉴别诊断。

(1)基本实验室检查:血常规,尿常规,肝、肾功能,血钙、磷和碱性磷酸酶水平,血清蛋白电泳,尿钙、钠、肌酐和骨转换标志物等。

原发性骨质疏松症患者通常血钙、磷和碱性磷酸酶值在正常范围,当有骨折时血碱性磷酸酶水平可有轻度升高。如以上检查发现异常,需要进一步检查,或转至相关专科做进一步鉴别诊断。

(2)骨骼 X 线影像:虽可根据常规 X 线影像骨结构稀疏评估骨质疏松,但 X 线影像显示骨质疏松时其骨质已丢失达30%以上。胸腰椎侧位 X 线影像可作为骨质疏松椎体压缩性骨折及其程度判定的首选方法。另外,X 像影像所示的骨质密度受投照条件和阅片者主观等因素的影响,且不易量化评估,故 X 线影像不用于骨质疏松症的早期诊断。但根据临床症状和体征选择性进行相关部位的骨骼 X 线影像检查,可反映骨骼的病理变化,为骨质疏松症的诊断和鉴别诊断提供依据。

3.酌情检查项目 为进一步鉴别诊断的需要,可酌情选择性进行以下检查,如血沉、C-反应蛋白、性腺激素、血清泌乳素、25 羟维生素 D(25OHD)、甲状旁腺激素、甲状腺功能、尿游离皮质醇或小剂量地塞米松抑制试验、血气分析、尿本周蛋白、血尿轻链,甚至放射性核素骨扫描、骨髓穿刺或骨活检等检查。

第二章　生活方式与骨质疏松

是什么在影响我们的骨健康

被称为"寂静杀手"的骨质疏松现在有年轻化趋势。一项临床调查显示,由于年轻时嗜好咖啡、抽烟喝酒、缺乏户外运动等不良习惯,而导致中年时骨质疏松的发病比例日渐上升。

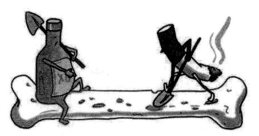

主要是不良生活方式,包括:①咖啡因有对抗钙吸收作用,促进骨吸收,咖啡因摄入过多,以致骨量下降,绝经期妇女饮用咖啡量越大、骨折发生率也越高。②酒精抑制骨形成和促进骨吸收,抑制维生素 D。合成影响钙吸收,使骨密度降低。饮酒过度导致骨质疏松并增加骨折的危险性。③烟草中的烟碱通过抑制骨形成、抑制雌激素而削弱了对骨骼的保护作用,绝经期后妇女吸烟,促进骨丢失使骨变脆易发生骨折。④骨量多少与运动有密切关系,运动量少或缺乏运动,肌肉对骨的机械刺激和应力减少,影响骨重建过程,使骨量减少,引起骨质疏松。

饮食与骨质疏松有什么关系

蛋白质是骨组织中的基本物质。饮食单调、无规律、违反科学的膳食，以及食欲差、偏食、挑食，会使肠道的吸收能力降低，得不到均衡营养。将使蛋白质、维生素 C、维生素 D.微量元素钙、钾、锰、镁、硒、磷、胡萝卜素等缺少以及钙、磷比例失调造成骨质疏松。当人体血液内钙呈负平衡时，骨骼内的钙每日以 25 毫克流向血内，久而久之骨骼脱钙、溶解。故提倡均衡营养。

长期吸烟、喝咖啡、饮可乐也会引起人体维生素 D 缺乏，影响小肠对钙的吸收，对人体正常的骨代谢十分不利。因此，戒除不良嗜好是预防骨质疏松的一个重要方面。应重视营养在防治骨质疏松和骨保健中的作用，特别是在青少年时期，加强营养，提高峰值骨量，延迟或避免骨质疏松的发生。骨质疏松的病因虽多，但合理地进行膳食调配，增加钙的摄入量及相关营养素如蛋白质、维生素 C 等的供给和协调，可使饮食中钙、磷比值合理。适当的钙、磷比值范围是 2∶1 到 1∶1 之间，婴儿是 1.5∶1,1 岁以后至终生是 1∶1 为宜。可每日进食足够量的奶制品。美国学者主张每日进食牛奶 720 毫升，可改善骨质形成的条件，在一定程度上可预防或减轻其发病。

骨质疏松病人的生活方式干预

2017 版《指南》增加了骨质疏松生活方式干预的内容。随着社会的发展和医学研究的不断深入，骨质疏松管理的慢病干预模式受到越来越多的重视。有益于骨骼健康的生活方式包括：一定强度的有氧运动，戒烟，减少饮酒，降低跌倒风险，适量的钙和维生素 D 摄入。

1.适量补充钙剂可改善骨密度:通过食物或药物补充,增加钙元素的摄入对提高骨密度有着积极的、小幅度、非渐进性的影响(证据级别Ⅰa)。2017 版《指南》推荐:每日钙摄入 700~1200mg。尽可能通过饮食补充钙元素,若饮食钙无法达到推荐的摄入量,建议使用钙补充剂(B 级推荐)。

但膳食钙摄入与降低骨折发生风险无关,钙补充剂预防骨折的研究证据等级也较弱,且并不一致,目前尚缺乏令人信服的研究证据证明单独增加钙摄入量可减少骨折风险(证据级别Ⅰa)。

2.适量补充钙剂是安全的:近来各国的指南越来越多地关注过量补钙的潜在风险。2013 版《指南》指出,补钙可能存在潜在心血管事件风险,但这些研究发表后受到了广泛的批评和质疑,这种假定的关联是否存在需要进一步的研究去探讨。虽然纵向队列研究提示,钙剂补充可能存在心血管事件的风险,但是这个现象并未在高膳食钙摄入者中看到,最近的荟萃分析结果也表明,钙摄入量和心血管事件风险之间缺乏关联(证据级别Ⅰa)。2017 版《指南》指出,钙剂补充可能与肾结石风险增加和胃肠道不良反应有关。

3.适量的钙剂联合维生素 D 补充是骨质疏松治疗的基础:绝经后女性和 50 岁以上的男性应纠正钙和维生素 D 缺乏的状态。目前已经广泛推荐居家不出、生活在养老院的老年人补充钙和维生素 D,因为他们常出现维生素 D 缺乏和膳食钙摄入量不足的现象。因此,提倡将补充钙和维生素 D 作为骨质疏松症治疗的基础措施。维生素 D 单独应用无法降低骨折风险,但若联合钙剂使用,可降低椎骨骨折及一些非椎骨骨折的风险,在某些情况下甚至可以降低髋骨骨折的风险。

2017 版《指南》指出,绝经后女性骨质疏松症治疗常用药物包括双磷酸盐、狄诺塞麦、雷奈酸锶、雷洛昔芬和甲状旁腺激素片段等。需注意的是,补充钙和维生素 D 是骨质疏松症药物治疗取得临床疗效的前提,故补充钙和维生素 D 常作为这些治疗的辅助措施。2017 版《指南》推荐:绝经后女性和≥50 岁男性骨折风险增加,应每日摄入 800IU(20μg)维生素 D(A 级推荐)。正在进行骨质疏松症治疗的绝经后女性和老年男性,如果膳食钙摄入量<700mg/d,应另外补充钙剂,有维生素 D 不足风险或者已有维生素 D 不足证据的患者应考虑加用维生素 D 补充剂(B 级推荐)。

4.个性化运动和锻炼方案:规律的负重及肌肉强化运动,可改善身体的灵活性、力量、姿势及平衡,还可维持和提高骨密度,降低跌倒和骨折风险。

负重锻炼对骨密度有显著的影响,有可能成为绝经后女性避免骨量丢失的安全有效的方法(证据级别Ⅰa),但这种锻炼方法并未显著降低骨折的风险(证据级别Ⅰa)。2017 版《指南》推荐:应根据个体的需要和能力范围,制定个性化的定期负重锻炼方案(B 级推荐)。物理治疗是骨折后康复的重要组成部分,肌肉强化和平衡训练等物理治疗干预措施,可以通过增强患者信心、改善协调功能和维持骨量来降低跌倒风险。

大多数骨折是跌倒导致的。集体和家庭锻炼计划、家庭安全措施和太极拳已被证明可降低生活在养老院的老年人跌倒率和跌倒风险(证据级别Ⅰa)。生活在养老院,60 岁以上老年人的跌倒预防锻炼方案,可能会减少发生导致骨折的跌倒率(证据级别Ⅰa)。2017 版《指南》提出:跌倒病史是骨折风险增加的重要影响因素,高跌倒风险的患者需进一步评估骨折风险,并采取适当的保护措施(B级推荐)。

髋关节保护装置可能会降低老年人在护理或住院期间的髋部骨折风险,且不增加跌倒的频率,但可能稍增加骨盆骨折风险。老年人的接受程度和无法长期坚持,妨碍了髋部保护装置的广泛使用,因此需要更好地了解可能影响老年患者对髋部保护装置接受度的因素,采取更个性化的设计(证据级别Ⅰa)。

5.蛋白质补充有利于骨质疏松性骨折患者的康复:蛋白质的足量摄取,是维持肌肉骨骼系统正常功能的前提,同时可降低髋部骨折并发症发生率。一项单盲随机对照研究,将手术后股骨近端骨折的老年患者在接受康复治疗和口服钙和维生素D补充剂同时,一组仅接受医院膳食,另一组除医院膳食外,口服即用型液体营养补充剂(18～24g蛋白质,500kcal/d)。比较2组患者在康复出院和出院4周后的血清白蛋白水平、BMI、功能独立性测量(FIM)。结果显示,近期髋部骨折患者蛋白质额外补充,可通过显著降低感染率和住院时间来改善骨质疏松性骨折患者的临床转归(证据级别Ⅰb)。

日常生活多保健,健康骨骼不打"折"

YES 可以做

◆适量运动,尤其是户外运动

可以改善骨骼的血液供应,增加骨密度,应选择力所能及的运动方式如慢跑、散步和太极拳等。骨折刚愈合者更应注意活动,以免导致废用性骨质疏松。

◆多吃含钙丰富的食品

牛奶及奶制品含钙较多;鱼、鸡、牛肉蛋白质含量丰富;绿色蔬菜钙含量也较多;豆类及豆制品有大量的钙质,可多食用。

◆多晒太阳,强化骨质

每日至少有15～60分钟的户外活动,晒太阳以增进体内维他命D,可帮助身体中钙的吸收,强化骨质,介也要防止过多照射引起的皮肤癌。

◆调适心态,保持心情愉悦

保持良好的心情。适当的调节心情和自身压力可以保持弱碱性体质,防止不良情绪造成影响,从而预防骨质疏松的发生。

NO 不可以做

◆避免过量的茶、咖啡、烟等刺激性的东西

过多摄咖啡者骨量减少速度快。大量喝茶或喝浓茶,会使尿钙排泄增加,还可引起消化道中的钙、蛋白质和其它营养成分难以吸收,因此饮茶要适量。

◆骨质疏松别坐按摩椅

按摩椅力道不易控制,力度小时,作用不在,力度大时则会使肌肉疼痛。骨质疏松者由于缺钙等原因,易导致骨质变脆,按摩力量大了,容易引发骨折。

◆减肥可导致骨质疏松

人身上适当的脂肪组织能通过生化作用转化成雌激素等,增加钙的吸收。不少女性过度追求苗条,在减肥的同时减掉了骨量造成骨质疏松。

◆防止跌倒与意外损伤

人上了年纪,轻微的外伤就可能发生骨折。特别是构成脊柱和腰背的松质骨,以三倍于胫骨等长骨的速度迅速变软弱,稍微施加外力,就易发生骨折。

生活习惯注意事项

骨质疏松症会使骨骼变得脆弱,但是这种脆弱一般不会导致自发性骨折,所以日常生活上要特别注意,尽量避免剧烈运动、外伤产生及负重。

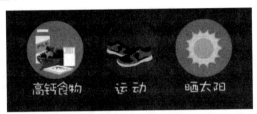

尤其在运动方面,虽然能使骨骼产生大量负担的运动最具有效果,例如排球、羽毛球、网球等,但是对于上了年纪的或是平常不太运动的人,不适合一下子做这类运动,最好是采渐进式并且选择适合自己能力的运动比较好。

1.避免剧烈运动　肢体在剧烈活动时,作用在骨骼上的力量是静止状态时的数倍至数十倍,很容易造成骨折,所以老年人活动肢体动作要更轻柔,不可突然用力,即使完成一个较用力的动作,也必须从轻到重逐渐用力,可有效地防止骨折发生。

(1)运动时需注意的要点

1)适合自己能力:选择适合自己能力的运动项目,不要从事超出自己体力承受范围的运动。

骨质疏松者大多数为老人,体力已下降,因此在选择运动项目时,要充分考虑自己的体力,不要从事过于剧烈以及以力量为主的运动,防止造成骨折或诱发身体其他疾病(如心血管病、脑血管病等)的发生。

2)运动时要注意劳逸适中:患骨质疏松者在运动时,要掌握好运动的强度和节奏,进行完较剧烈或体力消耗较多的运动后,可以安排一些比较平静、运动量小的活动,如慢走、打太极拳或做气功等。

3)运动要循序渐进:患骨质疏松者运动时,要慢慢、逐渐加大自己的运动量,这样可以大幅减少各种损伤发生的机率。例如可以从慢走到慢跑;从短距离跑步到长距离跑步;从打槌球到运动量较大的乒乓球、网球;从打太极拳到跳舞等。

(2)能有效治疗骨质疏松的运动:能使骨骼产生大量负担的运动,最具有效果。例如排球、羽毛球、网球等,跑跑停停等动作多的运动,较为适宜。但是对于上了年经的或是平常不太运动的人,突然从事激烈的运动,反倒会伤到身体。散步是很好的运动,优点是年龄不拘,能轻松地每日持续进行。经由每日的适当负担,能使骨骼日益强壮。步行方法的重点是背部挺直伸展,以一定速度行走,也可顺便双手手持轻哑铃。除此之外,透过各种运动使肌肉活动,可从不同角度,对骨骼施加压力,如伸展运动、有氧运动等,亦颇具效果。

2.避免外伤　常见的外伤包括摔倒、车祸等。外伤时,骨骼直接或间接地受外力作用,容易发生骨折。老年人患骨质疏松症最常见的骨折是股骨转子间、股骨颈骨折,多由摔倒造成。

3.避免外伤　搬动较重的物体以及体重过重,会造成骨骼要承受较大的压力,容易使脊椎体出现压缩或楔形改变。

第三章　骨质疏松的易患人群及危险因素

骨质疏松的发生有哪些危险因素

骨质疏松症是一种受多重危险因素影响的复杂疾病,危险因素包括遗传因素和环境因素等多方面。骨折是骨质疏松症的严重后果,也有多种骨骼外的危险因素与骨折相关。因此,临床上需注意识别骨质疏松症及其并发症骨折的危险因素,筛查高危人群,尽早诊断和防治骨质疏松症,减少骨折的发生。

骨质疏松症的危险因素分为不可控因素与可控因素,后者包括不健康生活方式、疾病、药物等。

骨质疏松危险因素

绝经　疾病　日照不足
年龄>=65
运动过剧/过少
种族
体型瘦小
（<57kg）　低钙钦食
母有脆性骨折史
40岁后脆性骨折史　药物　不良生活习性

1.不可控因素　主要有种族(患骨质疏松症的风险:白种人高于黄种人,而黄种人高于黑种人)、老龄化、女性绝经、脆性骨折家族史。

2.可控因素　不健康生活方式:包括体力活动少、吸烟、过量饮酒、过多饮用含咖啡因的饮料、营养失衡、蛋白质摄入过多或不足、钙和/或维生素 D 缺乏、高钠饮食、体质量过低等。

影响骨代谢的疾病：包括性腺功能减退症等多种内分泌系统疾病、风湿免疫性疾病、胃肠道疾病、血液系统疾病、神经肌肉疾病、慢性肾脏及心肺疾病等。

影响骨代谢的药物：包括糖皮质激素、抗癫痫药物、芳香化酶抑制剂、促性腺激素释放激素类似物、抗病毒药物、噻唑烷二酮类药物、质子泵抑制剂和过量甲状腺激素等。

骨质疏松症的风险评估工具

骨质疏松症是受多因素影响的复杂疾病，对个体进行骨质疏松症风险评估，能为疾病早期防治提供有益帮助。临床上评估骨质疏松风险的方法较多，这里推荐国际骨质疏松基金会（IOF）骨质疏松风险一分钟测试题和亚洲人骨质疏松自我筛查工具（OSTA），作为疾病风险的初筛工具。

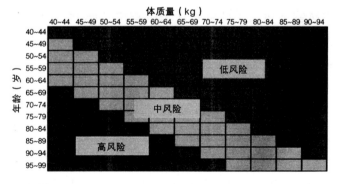

骨密度测试是反映骨质疏松程度、预测骨折危险的重要依据。个体骨密度测量后，将测量人的骨密度与相应性别和种族人群的骨密度参考值进行比较，得到 T 值。

（1）T值高于－1,提示骨密度正常,属于骨骼健康范围:需保证每日通过饮食或额外的钙剂补充摄取足够身体所需的钙。维持体内钙平衡,帮助预防骨质疏松,长期呵护骨骼健康。

（2）T值在－1和－2.5之间,提示低于正常范围,属于骨量减少范围:及早采取相应对策,服用钙和维生素D_3,帮助补充流失骨量,预防骨质疏松。每年进行一次骨密度检查,了解自己骨骼的状况。

（3）T值低于－2.5,提示已经患有骨质疏松症:建议去医院检查和治疗,服用钙和维生素D_3,同时坚持每天进行适当的户外运动,均衡膳食,满足体内钙质所需。

可引起骨质疏松的高危人群有哪些

1.绝经期后的妇女 妇女在绝经后,雌激素水平明显降低,由此而造成体内骨骼的正常生理代谢即骨吸收与骨形成之间的平衡被打破,骨吸收明显高于骨形成。

2.甲状旁腺功能亢进患者 这类患者甲状腺分泌甲状旁腺素增高,促进体内破骨细胞活性增加,使骨钙溶解,从而造成骨量减少。

3.糖尿病患者 由于体内随着糖代谢障碍存在的蛋白质、脂肪代谢障碍,可使骨的生成及骨对营养物质的吸收失调,成骨细胞活性减弱,而破骨细胞活性相对增强;同时,由于糖尿病人大量排尿,导致大量的钙、磷由尿中排出。

4.乳糖酶缺乏症患者 一些人饮用牛奶时,奶中的乳糖不能被消化分解吸收而发生腹痛、腹泻等症,这类人也易患骨质疏松。另外,男性性功能低下、滥用药物和偏食厌食以及缺少体育锻炼、日光照射少的人均易患此病。

第四章　骨质疏松的危害

骨质疏松有哪些危害

骨质疏松症是第四位常见的慢性疾病,也是中老年最常见的骨骼疾病。

骨质疏松症被称为沉默的杀手。骨折是骨质疏松症的严重后果,常是部分骨质疏松症患者的首发症状和就诊原因。髋部骨折后第一年内由于各种并发症死亡率达到 20%～25%。存活者中 50% 以上会有不同程度的残疾。

一个骨质疏松性髋部骨折的患者每年的直接经济负担是 32776 元人民币。中国每年骨质疏松性髋部骨折的直接经济负担是 1080 亿元人民币。

第一点是疼痛。有的人由于严重的骨质疏松,全身的骨头痛,哪儿都痛,不定时痛,为什么,就是因为骨头里有一种细胞叫破骨细胞,吞噬你的骨头,那么你就发生了疼痛。第二是身高变短,变矮,所以人老了以后变成小老头,小老太太,就是因为出现了腰椎压缩性骨折。所以,人到老了矮 15～20 厘米,有的人就萎缩了,越老越缩。第三就是骨折。最常见的骨折就是前臂远端骨折。再就是腰椎、胸椎压缩性骨折,就是整个脊椎的骨折。驼背就是胸椎和腰椎都有。还有就是髋关节骨折,这个比较严重了,髋关节骨折以后一年的死亡率为 20％。

骨质疏松对个人、家庭及社会有何影响

骨质疏松症是一种发生在妇女和老年人中的常见多发性疾病，西方国家关注此病较早，开展了广泛的流行病学调查和临床研究，对其发病原因、临床症状、诊断、治疗和预防进行了研究。我国对此病的研究起步较晚，从 20 世纪 80 年代开始，骨质疏松症日益受到关注，与动脉粥样硬化、高血压病、糖尿病、肿瘤等并列为五大老年性疾病。

(1)给社会和家庭造成沉重的经济负担。骨质疏松症发病率高，并且随着人寿命的延长，骨质疏松症患者的人数将逐年增多，因此在预防和治疗骨质疏松症及其并发症方面耗资巨大。据报道，1988 年美国每年用于治疗因骨质疏松症引起骨折患者的费用高达 70 多亿美元，1984 年用于 1900 万 40～45 岁妇女一次例行检查的经费为 18750 万美元。随着社会逐渐进入老龄化，老年人口不断增加，骨折的发生率增加，因此所需的医疗费用也随之大大地增加。我国尚缺乏全面的统计资料，据调查，1994 年底我国有 60 岁以上的人口 1.1 亿，而骨质疏松症患者约占 25％以上。大量的骨质疏松症患者的防治工作无疑也给社会和家庭带来巨大的经济负担。

(2)给患者的身心健康造成严重伤害。骨质疏松症最常见的症状是腰背疼痛，并随年龄增长和病情发展而逐渐加剧，甚至发展到患者难以忍受的持续性疼痛。对于这种疼痛，采用钙剂、止痛药等治疗可以缓解疼痛，但尚无法根治。因此，患骨质疏松症后，不仅给患者带来肉体上的痛苦，甚至在心理上和精神上造成

很大的负担,而且给患者的工作和生活上也带来许多困难。一旦发生骨折,则给患者造成的伤害更加严重。

(3)给家庭造成严重的拖累。骨质疏松症的严重并发症是骨折,最易发生骨折的部位是椎骨、股骨颈和前臂骨。年龄越大,骨折的发生率越高,摔跤、碰撞甚至在日常生活中没有明显的外力作用也可发生骨折,特别是股部骨折和椎体骨折。据报道,妇女股部骨折的危险性大于乳房、子宫内膜及卵巢癌的总和;男性股部骨折危险大于前列腺癌。患者骨折后,丧失了活动能力而且必须长期卧床治疗,生活不能自理,需专人护理。据美国的统计资料报道,骨质疏松症髋骨骨折患者生存1年以上者,其中仅50%可以恢复自由活动,而21%要依靠拐杖才能行走,有25%的患者完全丧失活动能力。这些需要长期护理的患者,不仅会造成家庭的负担,而且也已成为一个社会问题。

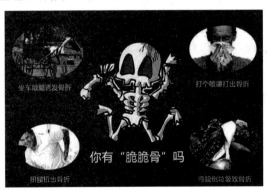

骨质疏松对心理健康有何危害

骨质疏松症经过运动、饮食、药物等方面治疗是能够有效控制的,能缓解疼痛症状,避免骨折发生。让患者树立战胜疾病的信心,消除悲观心理。患者应正确对待本人身心健康和社会、人事、环境等一切变化，主要提高自身的适应能力。控制过度欲念和不良情绪的产生，避免强烈精神刺激。

积极的心理因素，即心情舒畅，可以调动人体的内在潜能，调节人体代谢和内分泌功能，从而达到防病治病的作用。相反，抑郁或悲观等消极心理因素，可使人体的代谢失去平衡，内分泌紊乱，导致疾病的发生或使疾病加重。

骨质疏松症是骨量的丢失，可出现腰背疼痛、骨折等症。其发生原因与饮食、运动、内分泌系统分泌的激素有关系。良好的情绪能够消除精神紧张，放松肌肉，促进饮食的消化与吸收，同时亦能调节人体的内分泌系统，调节激素代谢，有利于骨量的保持，对防治骨质疏松症是非常必要的。相反，抑郁、悲愤等情绪，对人体的饮食、运动产生巨大不利影响，食欲下降，运动减少，不利骨量保持，发生或加重骨质疏松症。同时容易产生内分泌系统功能紊乱，激素代谢失调，加快骨量丢失。由于精神紧张，导致肌肉、筋膜紧张，出现腰背疼痛。因此，要学会调节情绪，把不利于战胜疾病的因素变成有利因素，保持心情舒畅，树立战胜疾病的信心，就会有效地防治骨质疏松症。

良好的情绪，积极向上的心理因素，有助于肠胃疾病性骨质疏松症的痊愈。现代研究表明，良好的情绪能够调节受迷走神经支配的胃肠功能。人在心情舒畅的时候，食欲较好，很愿意参加运动。相反，低落的情绪，消极的心理，如忧郁、烦恼，就会加重肠胃疾病性骨质疏松症。

骨质疏松为何容易骨折

骨质疏松就是骨质加速流失所导致的结果，主要的原因是钙质从骨骼组织中流失。它会导致骨量严重减少,使得骨骼疏松、变脆、变弱,因而容易骨折。这种现象在脊椎骨特别明显。此外,股骨的上端(大腿骨)是支撑体重的主要位置,腕骨则是在人跌倒时常被用来承受冲击的部位,因此,这两处骨骼也容易发生骨折。

不是每一个骨质疏松的患者都会发生骨折,也不是每位发生骨折的老年人都患骨质疏松。如跌倒、车祸、外伤撞击力大时,年轻人也会骨折,只是有骨质疏松的人,较易骨折。但随年龄增长,人在跌倒时的反应慢,以致骨折的概率增加。

1.应用人群　不需 FRAX© 评估者:临床上已诊断骨质疏松症(即骨密度 T-值 ≤ −2.5)或已发生脆性骨折者,不必再用 FRAX© 评估骨折风险,应及时开始治疗。

需要 FRAX© 评估风险者:具有一个或多个骨质疏松性骨折临床危险因素,未发生骨折且骨量减少者(骨密度为 T-值−1.0～−2.5),可通过 FRAX© 计算患者未来 10 年发生主要骨质疏松性骨折及髋部骨折的概率。对于 FRAX© 评估阈值为骨折高风险者,建议进行骨密度测量,并考虑给予治疗。

FRAX© 工具不适于已接受有效抗骨质疏松药物治疗的人群。

2.地区、人种差异问题　FRAX© 的骨折相关危险因素基于来自欧洲、北美、亚洲、澳大利亚等多个独立大样本前瞻性人群研究和大样本的荟萃分析,因此有一定的代表性。由于针对我国骨质疏松性骨折发病率及其影响因素的大样本流行病学研究正在进行中,初步研究提示目前 FRAX© 预测结果可能低估了中国人群的骨折风险。

3.判断是否需要治疗的阈值　建议给予患者治疗的 FRAX©

阈值,尚存争议,有研究认为不同国家、性别、不同年龄段应有不同的干预阈值。美国指南建议 FRAX© 预测的髋部骨折概率≥3%或任何主要骨质疏松性骨折概率≥20%时,为骨质疏松性骨折高危患者,建议给予治疗;而欧洲部分国家建议 FRAX© 预测的髋部骨折概率≥5%为治疗阈值。鉴于 FRAX© 可能低估中国人群的骨折风险,本指南建议 FRAX© 预测的髋部骨折概率≥3%或任何主要骨质疏松性骨折概率≥20%时,为骨质疏松性骨折高危患者,建议给予治疗。

4.FRAX© 的其他不足 除 FRAX© 包括的骨折危险因素,还有其他因素也与骨折发生相关。如跌倒是诱发骨折的重要危险因素,但 FRAX© 计算中没有包括跌倒。FRAX© 的危险因素纳入了糖皮质激素使用史,但没有涉及糖皮质激素的治疗剂量及疗程。FRAX© 也没有纳入与骨质疏松症相关的多种其他药物。FRAX© 尽管列入了部分与骨质疏松症相关的疾病,包括类风湿关节炎、糖尿病、成骨不全症等,但有待进一步完善。

跌倒是骨质疏松性骨折的独立危险因素,跌倒的危险因素包括环境因素和自身因素等,应重视对下列跌倒相关危险因素的评估及干预。

环境因素:包括光线昏暗、路面湿滑、地面障碍物、地毯松动、卫生间未安装扶手等。

自身因素:包括年龄老化、肌少症、视觉异常、感觉迟钝、神经肌肉疾病、缺乏运动、平衡能力差、步态异常、既往跌倒史、维生素 D 不足、营养不良、心脏疾病、体位性低血压、抑郁症、精神和认知疾病、药物(如安眠药、抗癫痫药及治疗精神疾病药物)等。

骨质疏松也会危害生命吗

骨质疏松具有"四高一低"的特点，即高发病率、高死亡率、高致残率、高费用和低生活质量。

骨质疏松会大大增加骨折的概率。患者可因剧烈咳嗽或汽车的颠簸而发生骨折；甚至日常生活中轻轻一碰、一扭都会发生骨折；严重的还可能压迫神经，引起神经功能障碍，甚至瘫痪。

这类骨折中，脊柱骨折最为多见。其中后果最严重的，当属骨质疏松性髋部骨折。美国一项对髋部骨折1年后的统计表明，1/5的患者死于肺炎、血栓等各种并发症，一半以上的患者遗留不同程度的功能障碍，仅有1/4能够恢复到骨折前的生活质量。

第五章　常见骨质疏松性骨折

（一）脊柱骨折

脊柱骨折的诊断

　　脊柱是骨质疏松性骨折中最为常见的部位,胸腰椎多见,包括椎体压缩性骨折和椎体爆裂性骨折。患者年龄及病史,尤其轻微外伤后出现胸腰部疼痛、身高缩短和驼背、脊柱变形或活动受限是诊断的重要参考。体检脊柱局部有压痛,尤其是体位改变时疼痛明显,卧床休息时减轻或消失;一般无下肢感觉异常、肌力减退及反射改变等神经损害表现,但如椎体压缩程度和脊柱畸形严重,也可出现神经功能损害表现。

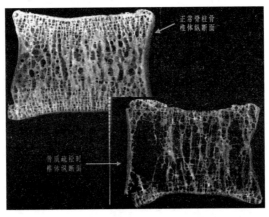

根据 Genant 等 X 线分型标准将骨质疏松性脊柱压缩骨折分为轻度（20％～25％）、中度（25％～40％）和重度（＞40％）。引起疼痛的骨折椎体即为疼痛责任椎体，可根据骨折节段局部的压痛、叩击痛，结合 MRI 或 ECT 结果综合判断。

脊柱骨折的治疗

1.非手术治疗　适用于症状和体征较轻，影像学检查显示为轻度椎体压缩骨折，或不能耐受手术者。治疗可采用卧床、支具及药物等方法，但需要定期进行 X 线片检查，以了解椎体压缩是否进行性加重。

2.手术治疗　椎体强化手术，包括椎体成形术（PVP）和椎体后凸成形术（PKP），是目前最常用的微创手术治疗方法，适用于非手术治疗无效，疼痛剧烈；不稳定的椎体压缩性骨折；椎体骨折不愈合或椎体内部囊性变、椎体坏死；不宜长时间卧床；能耐受手术者。高龄患者宜考虑早期手术，可有效缩短卧床时间，减少骨折并发症的发生。绝对禁忌证：不能耐受手术者；无痛、陈旧的骨质疏松性椎体压缩性骨折；凝血功能障碍者；对椎体成形器械或材料过敏者。相对禁忌证：椎体严重压缩性骨折，椎管内有骨块；有出血倾向者；身体其他部位存在活动性感染者；与椎体压缩骨折无关的神经压迫引起的根性痛。

术中应避免发生骨水泥渗漏，必要时可选用网袋技术或遥控骨水泥注射技术加以预防。另外，术中还可以同时取活检，以便与肿瘤引起的脊柱压缩性骨折进行鉴别。

对有神经压迫症状和体征、严重后凸畸形、需行截骨矫形以及不适合行微创手术的不稳定椎体骨折患者，可考虑行开放手术治疗。术中可采用在椎弓根螺钉周围局部注射骨水泥、骨水泥螺钉、加长和加粗椎弓根钉或适当延长固定节段来增强内固定的稳定性。

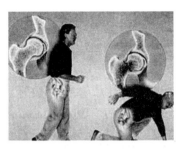

（二）髋部骨折

髋部骨折的诊断

骨质疏松性髋部骨折主要包括股骨颈骨折和转子间骨折，是骨质疏松症最严重并发症，具有致畸率高、致残率高、病死率高、恢复缓慢的特点，骨折后第 1 年内的死亡率高达 20％～25％，存活者中超过 50％的患者会留有不同程度的残疾。根据临床表现和影像学可明确诊断。治疗骨质疏松性髋部骨折的目的是尽快采取有效的措施，恢复患者的负重功能，减少卧床时间。

髋部骨折的治疗

1.股骨颈骨折 常采用 Garden 分型评估骨折的稳定性和移位程度。老年骨质疏松性股骨颈骨折推荐尽早手术治疗，包括闭合或切开复位内固定术、人工关节置换术等。对于骨折移位不明显的稳定型骨折或合并内科疾病无法耐受手术者，可以酌情采用外固定架或非手术治疗。

选择人工股骨头置换还是人工全髋关节置换,主要根据患者的年龄、全身状况、预期寿命等因素来决定。对高龄、全身情况较差、预期寿命不长者,可考虑行人工股骨头置换,以缩短手术时间,减少术中出血,满足基本的日常生活要求;否则行人工全髋关节置换术。

2.股骨转子间骨折　常采用 Evans 分型和 AO 分型。目前,主要治疗手段是闭合或切开复位内固定,包括髓内和髓外固定。从生物力学角度,髓内固定更具优势。人工髋关节置换不作为转子间骨折的常规治疗方法,仅当作一种补充手段。

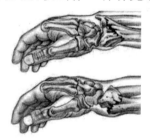

(三)桡骨远端骨折

桡骨远端骨折的诊断

根据病史、体检及 X 线检查基本可作出诊断。桡骨远端骨质疏松性骨折多为粉碎性骨折,易累及关节面,骨折愈合后常残留畸形和疼痛,造成腕关节和手部功能障碍,屈伸和旋转受限。

桡骨远端骨折的治疗

对于可恢复关节面平整及正常掌倾角和尺偏角、能够恢复桡骨茎突高度者,可采用手法复位、石膏或小夹板外固定等非手术治疗。

对累及关节面的桡骨远端粉碎性骨折、不稳定的桡骨远端骨折、手法复位后桡骨短缩超过 3mm、侧位 X 线片示背侧成角超过 10°、关节面台阶超过 2mm、手法复位不满意者可采用手术治疗，目的是恢复关节面的平整及相邻关节面的吻合关系，重建关节的稳定性以及恢复无痛且功能良好的腕关节。手术方法可根据骨折的具体情况选择，包括经皮撬拨复位克氏针内固定、外固定支架固定、切开复位钢板内固定、桡骨远端髓内钉固定等。

（四）肱骨近端骨折

肱骨近端骨折的诊断

肱骨近端骨质疏松性骨折，因骨质条件欠佳而常导致复位和固定困难，尤其是粉碎性骨折，可出现肱骨头坏死、肩关节脱位或半脱位，严重影响关节功能。临床可根据 X 线检查判断骨折类型，通过 CT 扫描明确主要骨块移位及压缩程度，而 MRI 则有助于判断肩袖损伤。

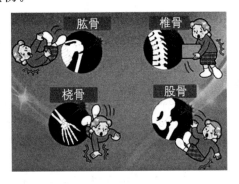

肱骨近端骨折的治疗

无移位的肱骨近端骨折可采用非手术治疗,方法为颈腕吊带悬吊、贴胸位绷带固定或肩部支具固定等。有明显移位的肱骨近端骨折建议手术治疗,可根据患者具体情况采用闭合或切开复位内固定。内固定可选择肱骨近端解剖型钢板、锁定钢板、肱骨近端髓内钉等。克氏针、螺钉、张力带固定操作简便,对组织损伤小。对肱骨近端 Neer 分型三或四部分的严重粉碎性高龄骨折患者,可考虑行人工肱骨头置换术。

第六章　正确认识和防治骨质疏松

（一）骨质疏松的一般概念

医学对骨质疏松的认识

1.西医学对骨质疏松的认识　骨质疏松症可分为三大类：原发性骨质疏松症、继发性骨质疏松症和特发性骨质疏松症，原发性骨质疏松症又分为两型，其中Ⅰ型为绝经后骨质疏松症（PMOP），发生于绝经期后妇女，属高转换型骨质疏松症；Ⅱ型为老年性骨质疏松症（SOP），男性患者比例增多，与绝经后骨质疏松症相反，属低转换型骨质疏松症原发性骨质疏松。

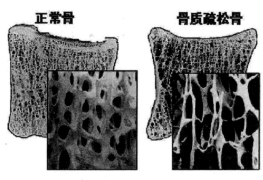

2.中医学对骨质疏松的认识　古代中医文献中虽无骨质疏松症这一病名，但在众多的中医文献中有"骨枯"、"骨痹"、"骨

痿"、"骨极"等类似骨质疏松症的记载,并对其病因病机有着详细
的描述。关于骨质疏松症的中医病因病机,各医家都有自己的论
述,目前大家较为认可的观点是:骨质疏松症的发生与肾、脾、肝、
血瘀等都有关系,其中肾亏为主,脾虚为辅,肝失疏泄为关键,血
瘀是促进因素。古代文献记载的定型定位为与骨质疏松症最为
接近的是"骨痿",并认为"肾虚为本"、"脾胃虚弱"、"肝失疏泄"、
"瘀血阻络"是其主要原因;绝经后骨质丢失的病因病机,认为该
症病因为肾虚精亏,病位在肾,与脾关系密切,气血不行、痹阻经
络为重要因素。因此,我们治疗骨质疏松时可以从肾、脾、淤三个
方面去考虑。

日常生活中对骨质疏松的五大认识误区

误区 1.老年人才会有骨质疏松

通常大家都认为只有老年人才会得骨质疏松,才需要服用钙
片,其实不然。骨质疏松分为原发性骨质疏松、继发性骨质疏松
和特发性骨质疏松 3 类。

其中,原发性骨质疏松主要包括老年性骨质疏松和绝经期后
骨质疏松,这一类型的骨质疏松是老年人多发,与年轻人无关。

而继发性骨质疏松则继发于多种因素,如长期应用糖皮质激
素、长期饮酒,伴有甲状腺功能亢进、糖尿病、骨髓瘤、慢性肾病、
长期卧床等等,这一类型的骨质疏松就可发生于各种年龄层人
群,不止老年人。

特发性骨质疏松包括青少年骨质疏松症、青壮年骨质疏松
症、成人骨质疏松症、妊娠期及哺乳期骨质疏松症,这一类型以年
轻人多见。

误区 2.骨质疏松是衰老的现象,不需要治疗

骨质疏松主要的症状和体征有周身疼痛,身高缩短、驼背、脆性骨折及呼吸受限等,其中周身疼痛是最常见、也是最主要的症状。原因主要是由于骨转换高,骨吸收增加,在吸收过程中骨小梁的破坏、消失,骨膜下皮质骨的破坏等均会引起全身骨痛,以腰背痛最为多见,另一个引起疼痛的重要原因是骨折。

患有骨质疏松的骨骼是非常脆弱的,有些轻微动作常常不被感知,但可以引起骨折,这些轻微的骨折可以给患者带来严重的后果,大大影响了患者的生活质量,甚者可缩短寿命。

这些症状、体征都告诉我们骨质疏松需要治疗,需要早期检查、及时通过药物及改变生活方式来预防周身疼痛、骨折等后果的产生。

误区 3.血钙正常,即使有骨质疏松也无须补钙

临床上很多患者会关注自己的血钙水平,认为血钙正常就不用补钙了。其实血钙正常不等于骨骼中的钙正常。

当钙摄入不足或丢失过多而导致机体缺钙时,会通过激素调节破骨细胞重吸收骨质而使骨骼这一巨大的钙储备库中的钙释放到血液中,以维持血钙于正常范围内,此时骨中的钙发生流失。当膳食中钙摄入增加时,则通过成骨细胞重新形成骨质而重建钙的储备,上述平衡如被打破即会引发骨质疏松。

需要强调的是,原发性骨质疏松即使发生严重的骨折,其血钙水平仍然是正常的,因此补钙不能简单地只根据血钙水平而定。

误区 4.骨质疏松吃钙片就可以了

临床中,很多患者认为补钙就可以预防骨质疏松,其实骨钙的流失仅是引起骨质疏松的一个方面,其他因素如性激素低下、吸烟、过度饮酒、过度饮咖啡和碳酸饮料、体力活动缺乏、饮食中钙和维生素 D 缺乏(光照少或摄入少)等均可以导致骨质疏松。

因此,单纯的补钙不能预防骨质疏松的发生,还要改善生活方式,减少其他危险因素。

其次,钙在摄入人体后,需要维生素 D 的辅助才能被转运和吸收。骨质疏松的患者单纯补充钙片的话,能被吸收的量很少,不能完全补偿人体流失的钙,所以出现了补充钙片的同时还有骨质疏松加重的现象。

在临床中对于骨质疏松的患者补钙的同时要加用维生素 D 的制剂。

误区 5.喝骨头汤能预防骨质疏松

实验证明,在高压锅蒸煮 2h 之后,骨髓里面的脂肪纷纷浮出水面,但汤里面的钙仍是微乎其微。如果想用骨头汤补钙,可以考虑煮汤的时候加上半碗醋,再慢慢地炖上一两个小时,因为醋可以有效地帮助骨钙溶出。

其实,补钙效果最好的食物是牛奶,平均每 100g 牛奶中含有的钙质有 104mg,成人每日适宜的钙摄入量为 800～1000mg,因此每天喝 500ml 牛奶就能补充一大半量的钙。此外酸奶、豆制品、海鲜等含钙质也较多,可均衡选择食用。

综上,临床中除了补充钙剂和维生素 D 外,对于重度骨质疏松的患者,还需要加用一些抑制破骨细胞的药物。生活调护方面需告诫患者多晒太阳、均衡饮食、适当运动,通过自身的调理来预防骨质疏松的发生。

什么是原发性骨质疏松症

随着年龄的增加,骨无机质和骨基质呈等比例减少,骨组织的显微结构发生改变,使其骨组织的正常负载功能发生变化,骨折危险度明显增加,伴有周身骨骼的疼痛,体态变形以致"龟背"出现,严重的还可能伴有高血压、动脉硬化、老年性痴呆、糖尿病、免疫功能低下等,这就是原发性骨质疏松症。原发性骨质疏松症包括:

1.特发性骨质疏松症　这类骨质疏松症又分为特发性成年骨质疏松症和特发性少年骨质疏松症,特发性骨质疏松症的病因尚不十分明确。

2.退行性骨质疏松症　这类骨质疏松症又分为两型,Ⅰ型是绝经后骨质疏松症,Ⅱ型是老年性骨质疏松症。绝经后骨质疏松症发生于绝经期妇女,是以雌激素的缺乏为主要病理基础。做组织学和生化学检验时,会发现其骨吸收、骨形成同时亢进,但骨吸收仍较骨形成为多,最终是骨量减少,这是一种高转换型的骨质疏松症。老年性骨质疏松症虽然男女均可发病,但仍以女性患者为多见,这类患者是以增龄而致的肾功能减退为基础的,肾功能减退能减少活性维生素 D 的生成,进而降低肠管对钙的吸收能力,并能升高甲状旁腺激素的水平,这都有可以引起骨量的减少。老年性骨质疏松症属于低转换型骨质疏松,亦即骨形成与骨吸收的功能均有不同程度的衰退。

什么是继发性骨质疏松症

继发性骨质疏松症是指由于某些疾病或某些原因诱发骨组

织内单位体积中骨量减少,骨无机质和骨基质呈现等比例减少,从而导致骨结构发生改变,坚韧性下降的全身性骨骼疾病。

引起骨质疏松症的一些常见疾病有:

1.内分泌性疾病　糖尿病、肾上腺皮质功能亢进、甲状腺功能亢进或减退、甲状旁腺功能亢进、肢端肥大症、性腺功能低下、卵巢发育不良等。

2.消化系统疾病　慢性肝炎、肝硬化、慢性胆囊和胰腺疾病、胃次全切除术后、胃肠功能紊乱、脂肪泻、吸收不良综合征、神经性厌食、严重营养不良及乳糖酶缺乏症等。

3.肾脏疾病　慢性肾炎、慢性肾功能衰竭、尿毒症等。

4.呼吸系统疾病　肺结核、慢性阻塞性肺部疾病如慢性支气管炎、肺气肿等。

5.骨髓系统疾病　白血病、多发性骨髓瘤、全身性肥大细胞增生症及一些转移性肿瘤等。

6.结缔组织疾病　高胱氨酸尿、埃-当(Ehlers-Danlos)综合征、马方综合征。

7.先天遗传性疾病　成骨不全症等。

8.某些药物影响　类固醇激素、抗癫痫药、抗凝药肝素,能影响钙的吸收,骨矿含量减少。

9.其他疾病　引起活动受限的疾病如骨折或脑血管意外等以及失重、酗酒、类风湿关节炎。

什么是老年性骨质疏松症

老年性骨质疏松症又称为Ⅱ型骨质疏松症。女性一般在绝经后 20 年以上,男性年龄大约在 70 岁以上,其发病率女性为男性的 2 倍。骨丢失的类型为小梁骨和皮质骨，是与年龄相关的骨丢失。男女性脊椎与年龄相关的骨丢失均始于 40～50 岁，两性骨丢失的速度相似，四肢骨每年丢失 0.3％～0.6％，脊椎每年丢失 0.8％～1.2％。骨折多发生在脊椎和髋部。

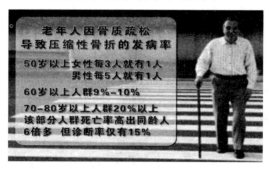

　　老年性骨质疏松症的年龄多在 70～75 岁以上，男女的比例是 1∶2。腰背疼痛为主者占 70％～80％，疼痛由脊柱向两侧扩散，久坐久立疼痛加重，仰卧或坐位疼痛减轻，新鲜胸腰压缩性骨折，亦可产生急性疼痛，在相应部位脊柱棘突有强烈压缩痛，一般 2～3 周后可逐渐减轻，产生慢性腰痛。

　　身高缩短和驼背是老年骨质疏松症的重要临床表现。正常人每人 24 节椎体，每个椎体高度约 2 厘米左右，老年性骨质疏松症每个椎体缩短 2 毫米，身长平均缩短 3～6 厘米。

　　骨折是老年性骨质疏松症的最常见和最严重的并发症。据调查，北京 50 岁以上女性腰椎骨折患病率为 15％，80 岁以上为 36.6％。髋部骨折随年龄增加发症率明显增高。髋、腕及椎体骨折一生中的制病率为白人妇女为 40％，白人男性为 13％，这三种骨折在 65 岁以上妇女占 6％。

　　老年性骨质疏松症患者要积极治疗与骨质疏松有关的原发疾病，如糖尿病、甲亢、甲旁亢、类风湿关节炎、肾病和肝病等。

老年性骨质疏松症患者可根据每个人的身体状况每天进行适当的体育活动以增强肌力,维持骨密度和骨强度,提高老年人的身心健康和生活质量。

60 岁以上为老年期。为了延缓衰老 1988 年 10 月中国营养学会为老年人每日膳食营养素供应量提供了准则。与骨营养有关的每日营养素的供应量为:蛋白质 60～70 克,胆固醇＜300 毫克,蔬菜 350～500 克,维生素 A 800 微克,维生素 D 10 微克(400国际单位),维生素 E 15 毫克,维生素 C 60 毫克,钙 800 毫克(钙与磷比例为 1：1.5)食盐＜5 克,铁 12 毫克,锌 15 毫克。含钙高的食品有牛奶、乳制品、大豆、豆制品、芝麻酱、海带、虾米等。富含维生素 D 的食品有禽、蛋、肝、鱼肝油等。老年人多在户外活动,有利用皮下 7-脱氢胆固醇合成维生素 D,有利于钙的吸收,对预防和治疗骨质疏松都是有益的。

哪些疾病易患骨质疏松症

1.甲状旁腺功能亢进患者　甲状旁腺也是人体的内分泌之一,位于甲状腺的背面,约有花生米大小。甲状旁腺分泌甲状旁腺素。甲状旁腺素分泌过多,在该激素的刺激下,骨的破坏过程快于骨的形成过程,使骨骼中的钙、磷加速释放进入血液,长此以往,骨骼因大量丢失钙、磷等矿物质而表现为骨质疏松。

2.糖尿病患者　由于糖代谢障碍,导致了蛋白质、脂肪代谢障碍,使骨的生成及骨对营养物质的吸收失调,成骨细胞活性减弱,而破骨细胞活性相对增强;同时,由于糖尿病患者大量排尿,导致大量的钙、磷由尿中排出。

3.佝偻病　该病多见于婴幼儿,与孕妇在怀孕期间摄取钙质过少及缺乏维生素D有关,也与婴幼儿摄入钙和维生素D不足有关。佝偻病是造成儿童骨质疏松的主要原因之一。

4.软骨病　该病见于成年人,与体内钙、磷代谢障碍及维生素D不足等因素有关。

5.库欣综合征(皮质醇增多症)　库欣综合征是由于人体本身(内源性)皮质类固醇增多而导致骨质疏松的。现在随着糖皮质激素(强的松等)作为药物被广泛用于临床,长期使用外源性皮质类固醇的患者也出现了骨质疏松。其机理为皮质类固醇能降低成骨细胞的活性,并抑制肠道对钙的吸收;由于皮质类固醇对骨代谢的影响,导致骨的蛋白质合成障碍;皮质类固醇还有对抗维生素D的作用,使钙从尿中排出增加,造成体内钙大量丢失,形成骨质疏松。

6.甲状腺功能亢进　甲状腺是人体最大的内分泌腺器官,位于颈前部,紧贴在气管上。正常情况下,甲状腺素生成、分泌、代谢处于动态平衡状态,体内既无过多的甲状腺素生成,也无多余的甲状腺素"堆积"。这时的骨骼生长、发育在甲状腺素的参与和调节下处于正常状态,不会出现骨质疏松等异常情况。如果多种原因引起甲状腺素分泌过多,体内的钙磷代谢就会发生紊乱,钙的丢失量就会增加,使骨骼明显脱钙,从而出现骨质疏松。

7.肾脏疾病　肾脏疾病是骨质疏松发生的原因之一。能引起慢性肾功能衰竭的各种肾脏疾病都可能导致骨质疏松,如慢性肾小球肾炎、慢性肾盂肾炎、肾病综合征、肾动脉硬化、肾结核、多囊肾、肾盂积水、肾萎缩等。当肾脏有病变时,体内维生素D代谢会发生障碍,使肠道对钙的吸收减少,影响骨骼的形成,导致骨质疏松的发生。此外,尿毒症患者长期血液透析也会使骨钙代谢异常,造成骨质疏松。

8.类风湿性关节炎　类风湿性关节炎患者的骨质疏松不仅表现在局部,而且全身也有不同程度的存在。造成骨质疏松的原因主要是类风湿性关节炎患者骨膜的炎症、肿胀,导致关节周围的血液供应障碍,也与患者免疫系统异常、使用激素有十分密切的关系。

9.乳糖酶缺乏症患者　一些人饮用牛奶时,奶中的乳糖不能被消化分解吸收而发生腹痛、腹泻等症,这类人也易患骨质疏松。

哪些药物会导致骨质疏松

1.糖皮质激素　目前最常见的导致药源性骨质疏松的药物是糖皮质激素。糖皮质激素引起骨质丢失的机制主要是促进蛋白质的分解,增加钙、磷的排泄,减少蛋白质和黏多糖的合成,使骨基质形成障碍。同时,糖皮质激素还会抑制成骨细胞活性,不利于骨质生成。这些因素都可能引起骨质疏松,出现骨小梁和成骨细胞减少。糖皮质激素所致骨质疏松除表现为腰背痛外,也是造成自发性骨折的一个重要因素。有关资料表明:在长期服用糖皮质激素的患者中,发生自发性骨折者可高达8%～18%,特别是长期应用促肾上腺皮质激素释放激素者。

2.肝素　资料表明,患者使用肝素超过4个月可能发生骨质疏松或自发性骨折。这可能是由肝素促使骨胶原溶解或某种酶受抑制所致。预防的关键在于严格控制用药剂量,避免大剂量应用肝素。

3.抗癫痫药物　长期服用抗癫痫药,如苯妥英钠、苯巴比妥等,可因其促进维生素降解及使消化道对钙吸收减少而致低钙血症,使骨容量减少 10％～30％。出现骨质疏松或自发性骨折。因此,对长期应用抗癫痫药物的患者,应自用药后 3～4 个月开始补充维生素 D 和钙剂。

4.甲状腺激素 单就甲状腺素对骨骼的影响来说,它能与生长激素协同促进骨骼的生长成熟,但如果使用过量的话,则会因造成钙磷转运失衡,呈现负钙平衡状态而引起骨骼脱钙、骨吸收增加,最终引起骨质疏松。因此,使用甲状腺素时切忌过量。

骨质疏松就是缺钙吗

很多人认为:人到老年,腰背痛,腿脚痛是因为"缺钙"而造成的,甚至认为这种疼痛不用治疗,挺一挺就能熬过去。有许多中老年人通过很多办法保健与治疗,但效果都不太理想,骨密度继续下降,且腰酸背痛、腿抽筋的症状没有得到根本的改善。实际上,这是因为年纪大了,骨代谢失衡所引起的,所以解决骨代谢失衡,阻止骨流失,促进骨生成才是治疗骨质疏松的根本方法。

有医学研究发现,骨质疏松一旦出现明显的疼痛症状时,骨骼中的骨量已经丢失 30％～50％以上了。骨破坏大于新骨的生成,骨骼中的矿物质减少,骨骼中的骨小梁变细、变脆或已经发生断裂所导致的症状。

血钙正常为什么还会出现骨质疏松

正常情况下,体内的钙大部分以磷酸钙和碳酸钙的形式储存于骨骼中。当人体中血钙浓度下降时,机体就会动员骨骼中的钙进入血液,这时血钙增加,以维持正常需要。当血钙下降时,人体会出现低钙血症,导致高血磷,表现为心慌、盗汗、手足抽搐、肌肉疼痛等,低血钙高血磷现象往往会引起骨质软化。因此有骨质疏松的人,血钙基本正常;血钙正常的人,不一定没有骨质疏松。

老年人应每年进行一次骨密度(髋关节或脊柱)测量,以便采取相应的治疗和预防措施,就能有效地延缓和预防老年性骨质疏松的发生。对已患有老年性骨质疏松的患者,在积极进行抑制骨吸收,促进骨形成的药物治疗的同时,还应加强防摔等措施,以减少骨折的发生。

骨质疏松有哪些特点

骨质疏松概括起来有如下特点:

1.骨量的变化　骨量减少,应包括骨矿物质和骨基质等比例的减少。仅骨矿物质减少,骨基质不减少,是矿化障碍所致。对儿童来说则为佝偻病,对成年人则为软骨病。

2.结构退化　骨的微观结构退化,由骨吸收所致,表现为骨小梁变细、变稀,乃至断裂。这实际上是一种微骨折,致使周身骨骼疼痛。

3.骨强度下降　骨的脆性增高、骨力学强度下降、骨折危险性增加,对载荷承受力降低而易于发生微细骨折或完全骨折。可悄然发生腰椎压迫性骨折,或在不大的外力下发生桡骨远端、股骨近端和肢骨上端骨折。

维生素 D 缺乏会引起骨质疏松吗

人体内维生素 D 的来源有两条途径:体内合成(内源性)和食物来源(外源性)。人体内合成的 7-脱氢胆固醇储存于皮下,在日光或紫外线照射下转变为维生素 D_3。因此,多晒太阳是预防维生素 D 缺乏的主要方法之一。食物中维生素 D 主要来源于动物性食物,如肝脏、蛋黄、奶类等,而以鱼肝油含量最丰富。因此,多食该类食物也是预防维生素 D 缺乏的措施之一。维生素 D 是一种脂溶性维生素,是从肠道中与脂肪一起被吸收的,因此吸收时也需要胆盐的帮助。当有胆道疾病或有慢性腹泻时,可影响维生素 D 的吸收而导致维生素 D 缺乏。

人体内合成和食物中摄入的维生素 D 均与血液中的维生素 D 结合蛋白结合,输送至肝脏,在肝内转化为 25 羟基维生素 D_3 [25(OH)D_3],25 羟基维生素 D_3 转运到肾脏,进一步转化为 1,25 双羟基维生素 D_3[1,25(OH)$_2D_3$]而发挥作用。血钙浓度是调节维生素 D 活性的最主要的因素,血钙浓度降低,可以使双羟基维生素 D_3 产生增加。

活性维生素 D 主要作用于肠道、肾脏和骨骼。它可以加速肠道对钙、磷的吸收和转运,促进肾脏对钙、磷的重吸收,减少钙、磷从尿中排出,增加血钙、血磷。维生素 D 对骨骼的作用是双向的,它既可以促进破骨细胞的溶骨作用,使钙从骨中游离出来,又可以刺激成骨细胞,使钙离子转运至新骨,促进新骨钙化。维生素 D 缺乏,可以使肠道钙、磷吸收减少,排出增多,体内钙不足,容易发生骨质疏松。

降钙素对骨代谢有何调节作用

降钙素主要是由甲状腺内的滤泡旁细胞(C 细胞)所分泌,由 32 个氨基酸组成,是降低血钙血磷水平、抑制骨吸收的主要激素。血清钙水平的变化是调节降钙素合成分泌的主要因素。高血钙时分泌增加,血钙降低时分泌减少。降钙素主要作用于骨骼和肾脏,其作用如下。

(1)降钙素对骨的作用主要是直接抑制骨吸收,抑制破骨细胞的活性和数量,同时也调节成骨细胞的活性而促进骨生成过程。由于降钙素的作用,可以抑制羟脯氨酸从骨中移出,使尿中羟脯氨酸排泄减少,破骨细胞数量迅速减少,活性减弱,血清钙浓度下降。

(2)降钙素是一种重要的钙调节激素,它作用于破骨细胞,抑制骨吸收,阻止骨盐溶解,使钙的释放减少,又从血浆中摄取钙,使骨的生成增加,使血钙浓度降低。

(3)对肾脏的作用是抑制肾脏对钙、磷的再吸收,增加钙、磷的排出量。同时使肠道对钙、磷的吸收减少,使血钙、磷水平降低,其中尤以血磷的降低最明显。

因此,降钙素通过抑制骨吸收,使骨钙从骨里释出的量减少,但血钙仍继续进入骨骼,并且钙的排出量增加,导致血钙降低。另外,低血钙又可刺激甲状旁腺素的分泌,使血钙升高。故降钙素对甲状旁腺素的骨吸收作用有很强的拮抗作用,而在降低肾脏对磷的再吸收上有协同作用。

磷对骨代谢有什么影响

磷在体内的含量仅次于钙,约占成人体重的 1%。其中 $70\%\sim90\%$ 沉积于骨骼中,$10\%\sim30\%$ 存在于细胞内。磷是在空肠内与钙一起被吸收,在骨骼中沉积。在骨组织中主要以无机磷的形式存在,即与钙构成骨盐成分。在软组织中的磷主要以有机磷、磷脂和核酸的形式存在。人体是按一定的钙磷比例动用骨骼中的磷。血浆中的磷分为有机磷和无机磷两类,有机磷主要为磷脂,无机磷主要包括蛋白结合磷和非蛋白结合磷两个部分。后者又称为滤过磷,占血浆无机磷的绝大部分(平均占 90%)。血浆无机磷主要以磷酸盐的形式存在,在骨内与钙结合成不稳定的磷酸钙,并与骨不断地进行交换。

　　磷存在于所有动、植物中,磷的来源主要是饮食,牛奶及乳制品、肉蛋类、蔬菜、坚果、豆制品中均含有丰富的磷。只要注意饮食营养丰富,一般情况下,并不存在饮食磷的缺乏问题。食物中的磷,不论是以有机磷的形式还是无机磷的形式存在,均能在胃肠道吸收。摄入量的范围一般在 500～2000mg/天。大多数食物的磷必须在肠道中变成无机磷才能被吸收,有机磷如磷脂可以直接被肠道吸收。磷主要的吸收部位在小肠,肠磷吸收的方式是由两条途径完成的:一条是由细胞途径,即细胞调节磷的主要转运过程;另一条是由细胞旁道,是磷的被动弥散的途径。正常成人每日磷的需要量为 880mg,孕妇、儿童要稍多一点,摄入的磷有 60%被再吸收。肠磷吸收受很多激素的影响,但主要受维生素 D 的控制,如果钙的摄入过多,会使磷酸盐变为不可溶,使磷的吸收减少。

　　肾脏是调节磷代谢的主要器官。血磷可以自由通过肾小球滤过膜,因此原尿中磷的浓度与血磷相同。在近端小管、原尿中 85%的磷被再吸收,远端小管及部分肾单位可重吸收原尿 10%的磷。所以肾小球滤过和近端小管对磷的重吸收是影响磷代谢的重要因素。在生理情况下,机体主要是通过近端小管对磷的重吸收来调节磷代谢的。

　　甲状旁腺素是一种增加尿磷的激素,不但可以减少肾小管对磷的重吸收,同时还增加骨磷的动员。由于两种相反作用使甲状旁腺素对磷的调节所起的作用受到限制,维生素 D 在肾磷调节方面,有对肾小管重吸收减少的作用。正常人血磷的浓度为 0.8~1.5mmol/L。

甲状腺功能亢进会引起骨质疏松吗

甲状腺素是由甲状腺分泌的激素,主要功能是调节人体新陈代谢及生长发育等基本生理过程,甲状腺功能亢进症是由多种原因引起甲状腺激素分泌过多所致的内分泌系统疾病,甲状腺激素有促进骨吸收的作用,进而刺激了骨再塑循环,使成骨细胞增加而增加骨形成。

甲亢时甲状腺激素分泌过多,一方面,引起骨与矿物质代谢异常,骨吸收大于骨形成,同时伴有相当程度的骨丢失。骨组织计量学研究显示,甲亢时骨小梁减少,骨皮质孔隙增多,表示破骨细胞活性和成骨细胞活性都增加。血清骨钙素(BGP)增高是甲亢骨形成增加的一个敏感指标,血清骨钙素恢复正常慢于甲状腺激素,也就是说甲状腺激素恢复正常,甲亢病情缓解后,骨转换加快仍没有终止,但随着甲状腺功能恢复正常,病情稳定且得到长期控制后,骨转换也随之变慢,成骨细胞合成功能占优势,骨质疏松症亦会逐渐得到缓解。另一方面,甲亢患者进入血中的骨钙增多,有些患者可出现高血钙,使甲状旁腺受抑制而甲状旁腺素分泌降低,降钙素增高;因甲亢处于高代谢状态,磷也可从骨及软组织中释放,使血磷升高,高血磷和甲状旁腺素的降低均能够抑制肾脏的 1α-羟化酶活性,使 $1,25\text{-}(OH)_2D_3$ 的分泌减少,同时甲状旁腺素的降低和降钙素的升高,又可抑制肾小管的重吸收而出现高尿钙。由于甲亢患者经常出现腹泻,消耗增多,$1,25\text{-}(OH)_2D_3$

分泌降低,因而肠钙吸收减少,发生负钙平衡、负磷平衡,甚则负镁平衡,长时间甲亢症状得不到缓解者,必然会导致骨矿丢失,出现骨质疏松症。

甲状腺功能减退会引起骨质疏松吗

甲状腺功能减退症(甲减)是由于甲状腺激素分泌不足所引起的一种临床综合征。一般有呆小病、幼年甲减、成人甲减三种类型,以成人甲减较多见。

甲减时,甲状腺激素分泌减少,骨更新速度减慢,使矿化减慢,骨质稀少,骨小梁破骨细胞吸收,活性降低,皮质骨破骨细胞吸收速度亦减慢,总体代谢处于一种低水平。甲状腺激素是体内的一种重要激素,它维持钙的平衡、调节骨的更新,分泌不足时必然会导致骨矿物质代谢异常和紊乱,导致骨质疏松症。

糖尿病能引起骨质疏松吗

糖尿病是由于胰岛素分泌绝对和相对不足引起的一系列全身代谢异常综合征,除有碳水化合物、脂肪和蛋白质三大物质代谢异常外,还会出现骨矿代谢紊乱,有50%以上的糖尿病患者伴有骨质疏松症,其发生机制如下。

1.与胰岛素不足或胰岛素敏感性下降有关 二十世纪七十年代有人研究了糖尿病人骨矿含量丢失的原因及糖与钙平衡的关系,发现与患者胰岛素分泌不足、代谢紊乱及尿钙、尿磷的排泄率增高有关系,且骨矿含量与空腹血糖、尿糖及胰岛素的需要量呈负相关。也就是说,空腹血糖越高、尿糖越多、胰岛素的需要量越大,则骨矿含量就相对的低;反之,空腹血糖越低、尿糖越少、胰岛素的需要量越少,则骨矿含量就相对的高。近年来还有人发现,未使用胰岛素治疗的糖尿病患者尿钙的排泄明显增多,且血糖水平越高,尿钙排出越多;反之,则尿钙排出也就相对的少。另外,体内胰岛素不足时,蛋白质的合成代谢弱于蛋白质的分解代谢,使骨基质的合成减少,最终也导致骨矿含量下降,发生骨质疏松症。

2.与维生素 D 代谢有关　当胰岛素缺乏时,可影响肾脏 $1,25$ $(OH)_2D_3$ 的合成和肾小管对维生素 D 的重吸收,而老年常合并的糖尿病肾病导致 $1,25(OH)_2D_3$ 合成减少,肠钙、磷吸收降低。

3.与尿钙、尿镁、尿磷排泄增多有关　糖尿病患者血糖升高、尿糖增多,引起高渗性利尿及尿量增多,同时高尿糖降低了肾小管对钙、磷、镁的重吸收,重吸收减少则尿中钙、磷、镁的排泄就增多,过量的丢失,就会导致骨量减少,最终发生骨质疏松症。

皮质醇增多症会引起骨质疏松吗

皮质醇增多症临床上又称为库欣综合征,是由于肾上腺皮质长期过量分泌以皮质醇为主的糖皮质激素而引起的一组症候群。临床以满月脸、向心性肥胖、高血压、皮肤菲薄、皮肤紫纹及骨质疏松等为特征。早在 1932 年便有人认为患有库欣综合征的病人易出现骨质疏松,并认为是由于过多的皮质醇抵抗合成代谢所致,无论是内源性的还是外源性的,均可导致患者的骨矿含量减少,引起骨质疏松症,其发生机制如下。

1.抑制肠道钙磷的吸收　皮质醇能够造成肠钙吸收障碍,使粪钙增加,钙从粪便中大量丢失,同时也抑制机体对磷的吸收。有报道,每日服用强的松 17mg,可使肠钙吸收率从正常人的

67.3％下降到 40.7％。

2.增加尿钙的排泄 皮质醇可直接影响肾脏对钙的处理,降低肾小管对钙的重吸收,增加尿钙的排出,尿钙排出增多,则造成机体缺钙,导致骨量减少和骨密度减低。还有部分患者表现为 24 小时尿钙正常,只空腹尿钙升高。服用皮质醇类药物治疗的患者,早晨空腹尿钙的排泄可以是正常人的 2 倍,因皮质醇增多引起骨质疏松的患者并发肾结石的概率明显增高,其原因可能与高尿钙、高尿磷有关。

3.皮质醇对骨的影响 皮质醇具有促进骨吸收和抑制骨形成的作用,使骨形成减少,骨吸收增加。皮质醇既可以促进蛋白质的分解,阻碍骨基质蛋白质的合成,致使蛋白质不能沉积于骨基质上,而导致骨形成障碍;同时又在很多部位影响钙和骨的代谢。

吸烟会引起骨质疏松吗

据医学统计发现,在不吸烟的中青年女性中,因一名家人每天吸烟,其骨质疏松的患病率是家中没有吸烟者的两倍,而家人中吸烟人数在 2～3 名的,则其患病率是普通人的 3 倍。吸烟为什么会引起骨质疏松呢？其机制如下:①烟碱直接或间接刺激破骨细胞,使其溶骨作用增强,骨吸收量增加,骨量减少。②烟碱抑制成骨细胞增殖,使成骨作用减弱。③抑制卵巢、雌激素的合成,研究表明,绝经后吸烟女性雌激素水平低于绝经后非吸烟者,吸烟可导致绝经期提前。④促进雌激素的分解,2-羟基雌酮是雌二醇的代谢产物,同龄年轻女性中吸烟者血 2-羟基雌酮含量明显增加。⑤吸烟可使甲状旁腺素水平降低,可能是由于吸烟使骨吸收增加,血钙增加而反馈抑制甲状旁腺素分泌的结果。⑥多数研究认为吸烟可降低血清睾酮水平,从而使骨量减少。

饮酒过量会引起骨质疏松吗

　　长期过量饮酒可以导致骨质疏松症的发生,主要原因有以下方面:①酒精对成骨细胞功能的直接抑制,使成骨细胞合成及分泌骨的有机基质的能力下降,骨形成作用减弱。②直接促进破骨细胞性骨吸收作用。③可致性腺功能低下,使体内性激素如睾酮水平降低,从而使骨形成减弱。④过量饮酒可使维生素 D 及甲状旁腺素分泌减少,从而使骨量减少。⑤嗜酒会影响食欲,造成蛋白质、钙和维生素摄入减少。大量饮酒会造成肝脏中的肝细胞受到伤害,产生酒精性肝中毒,继而导致肝硬化,影响了肝脏功能的发挥。胆汁分泌及蛋白质合成相应减少,一方面使消化功能减退,蛋白质吸收不足,脂肪的代谢发生障碍,造成血液中的脂肪含量增多,微小脂肪滴可堵塞供应股骨头营养的小血管,引起股骨头缺血性坏死;另一方面使维生素 D_3 的生成减少,从而影响了肠道对钙、磷的吸收和利用,由于蛋白质及钙、磷的吸收减少,骨的生成受到抑制,而骨钙大量"迁移"和尿排钙量大幅度增加,导致骨骼严重缺钙,加上正常随年龄增长而丢失的骨质钙含量,从而使酗酒的人更易患上骨质疏松症。

运动量少会引起骨质疏松吗

　　骨骼的形成及骨密度与运动有直接的关系,机械性的应力对骨成骨细胞的活性是一种重要刺激,当这种刺激减少,成骨细胞的活性就会减弱,破骨细胞的活性相对增强,从而导致骨吸收大于骨形成,引起骨质疏松症。有研究发现,经常从事体力劳动和体育运动的人,骨皮质的厚度和骨小梁的密度、数量和质量都较非体力劳动者和不经常运动者增加,而且,经常运动的人骨量峰值也较高。不经常运动、长期卧床等因素都可以使骨量减少,骨的密度降低,易发生骨质疏松症。长期卧床的病人,一周内椎体的骨量可减少 1%,数月内可减少 $10\%\sim20\%$。而且,缺少户外活动者,接受阳光照射较少,使体内维生素 D 的合成减少,维生素 D 绝对或相对不足而影响体内的钙、磷代谢,这也是容易发生骨质疏松症的一个原因。

过量饮用咖啡为何会引起骨质疏松

大量研究表明,咖啡摄入过量可引起骨质疏松,特别是在绝经后女性中尤为明显。过量摄入咖啡导致骨丢失的程度受钙摄入量的调节。

钙摄入量＞77mg/天,骨密度无明显改变;低于此量伴高咖啡因摄入者,骨密度降低。其机制为:咖啡因抑制磷酸二酯酶的活性,促进骨吸收作用;促进前列腺素合成,刺激骨吸收;抑制肾羟化酶活性,降低肠钙吸收,间接促进甲状旁腺素分泌增加;降低骨质对钙盐亲和力,抑制骨质对钙盐的摄取。

骨转移瘤为何会引起骨质疏松症

骨转移瘤是原发于其他脏器的恶性肿瘤,其引起骨质疏松的机制如下。

1.转移瘤对骨骼的直接破坏　骨转移瘤患者常引起松质骨和皮质骨溶骨性破坏,发生骨密度减低、骨皮质变薄、骨小梁紊乱或稀疏、椎体变形等变化,由于这些骨的破坏,骨钙的大量释放入血,引起严重高钙血症。

2.放疗、化疗的影响 恶性肿瘤出现骨转移是肿瘤扩散的表现,常需采取放疗、化疗等治疗措施,而放疗对性腺极易发生放射性损害,造成性激素分泌功能低下,甚至丧失。化疗药物对睾丸有损害作用,特别是联合化疗对睾丸损害更重。化疗对卵巢也有损害,临床表现为子宫内膜增生不良,出现闭经或绝经症状。放疗、化疗对性腺的损害使性激素分泌降低,诱发骨质疏松症。

多发性骨髓瘤为何会引起骨质疏松

多发性骨髓瘤,是异常浆细胞过度增生的一种恶性肿瘤。其特征是骨髓瘤细胞恶性增生浸润骨骼、骨髓和全身各个器官组织。临床表现为骨骼破坏,骨质疏松,腰、背、胸、肋骨疼痛,病理性骨折,贫血,高血钙等。几乎所有的多发性骨髓瘤都有不同程度的骨质疏松。在多发性骨髓瘤患者中,由于骨髓瘤细胞在骨髓腔内大量增生,侵犯骨骼和骨膜,影响骨皮质血液供应。此外骨髓瘤细胞还分泌钙移动物质,即破骨细胞活动因子,可激活破骨细胞,促使骨质吸收,引起弥漫性骨质疏松或局限性骨质破坏。

老年人为何易患骨质疏松症

老年人发生骨质疏松的原因主要有以下几个方面。

1.性激素分泌减少 老年人性激素分泌减少是导致骨质疏松症的重要原因之一。绝经后雌激素水平下降,致使骨吸收增加。同样,雄激素对骨代谢的调节也是有重要作用的,雄激素具有促进蛋白质合成的作用。对骨基质的合成有促进作用。

2.钙调节激素分泌失调 人体的三种钙调节激素,随着年龄的增长,其分泌失调,致使骨代谢紊乱。正常情况下,降钙素可降低骨转换,抑制骨吸收,促进骨形成;甲状旁腺激素促使骨代谢活跃,促进骨吸收;维生素 D 促进钙的吸收与利用。

3.肾功能减退　老年人肾功能显著下降,1α-羟化酶减少,导致 $1,25$-$(OH)_2D_3$ 的生成减少,造成肠钙吸收减少和血钙降低,刺激甲状旁腺素分泌增加,同时因肾功能减退,肌酐清除率降低,血磷升高,继发甲状旁腺素上升,致使骨吸收增加,骨钙下降。

4.消化吸收功能减退　老年人由于牙齿脱落及消化功能降低,胃纳差,进食少,多有营养缺乏,致使蛋白质、钙、磷、维生素及微量元素摄入不足,从而引起骨质疏松症。

5.户外活动的减少　随着年龄的增长,老年人户外活动的减少,也是易患骨质疏松症的重要原因。老年人行动不便,户外体育活动减少,日晒不足,维生素 D 普遍缺乏,尤其是素食者和冬季在北方地区的老年人。维生素 D 的减少可以使肠道钙磷的吸收下降,使骨形成及骨矿化降低。

6.降钙素分泌减少　随着年龄增加,甲状腺 C 细胞功能减退,使降钙素分泌减少,从而引起骨吸收和骨脆性增加及骨量减少而致骨质疏松症。

长期卧床病人易患骨质疏松症吗

患者长期卧床会造成骨矿物质丢失,引起骨质疏松症,卧床时间越长,肢体运动功能越差,引起骨质疏松症的程度就越重。其发病原因有以下几方面。①运动量减少,运动可直接刺激骨骼,肌肉收缩可间接刺激骨骼从而促进骨形成。长期卧床使双下肢、躯干骨处于完全不负重状态,四肢及躯干运动量明显下降,肌肉收缩量减少,对骨的刺激减少,使骨骼处于无负荷、无应力状态,骨量就会减少,继而发生骨质疏松症。②长期卧床患者机体抵抗力下降,易发生感染。如肺炎或受压侧产生褥疮等可影响机体的营养代谢,从而发生骨营养不足。③营养不良,长期卧床患者全身内分泌代谢异常,肠蠕动减慢,胃肠功能低下,激素水平异常,骨形成不良。④心理因素,内于长期卧床,患者思想消极,情绪低落,导致内分泌功能失调,从而使骨的形成不足而发生骨质疏松症。减少了骨量丢失,从而引起骨吸收、骨形成障碍,而致骨质疏松症。

偏瘫患者为何会引起骨质疏松

偏瘫是脑血管疾病引起的一侧肢体瘫痪,出现一侧肢体肌力下降、肌肉萎缩、感觉异常等,其发生骨质疏松症的原因如下:①活动量减少。骨骼的生长、发育、代谢和骨量的多少与运动有密切的关系,由于偏瘫患者一侧肢体肌肉无力,肢体运动受到很大限制,肌肉收缩对骨的刺激应力消失,从而使骨形成不足,发生骨质疏松。②瘫痪侧由于肌肉萎缩,运动丧失,卧床后瘫痪侧受压,血供障碍,加之肌营养障碍或动脉硬化等影响血运,导致骨血运障碍,骨营养不足,出现骨质疏松。③由于偏瘫的发生使机体运动丧失,这突然的变化使病人心理上受到强大的刺激,一时难以接受,造成悲观、抑郁,影响内分泌代谢,使骨量丢失,而发生骨质疏松。

骨质增生患者也会患骨质疏松吗

在长期临床实践中,我们常常观察到这个看似矛盾的现象:

骨质增生患者常伴有骨质疏松。骨质疏松常由缺钙引起,但这些患者血钙往往是增高的。

1.骨质增生是钙沉积骨外所致 骨质增生与骨质疏松是中老人的骨与关节衰老的一种表现,二者是两种不同的病症。骨质增生症俗称骨赘(骨刺),是骨组织和软组织的一种退行性变化,是由于钙在骨以外的组织中异常沉积所致。骨质增生是退行性关节病或骨性关节炎的病因之一,是机休一种代偿性的修复过程。

人体的骨与关节,特别是负重大、活动多的膝和脊柱等部位,经过长年累月的磨损,会发生骨的改变。机体对这种慢性磨损要进行修复,其修复的方式就是关节软骨边缘发生骨质增生,即出现骨刺。所以,骨质增生症常发生在身体负重较大或运动过多的关节的骨边缘,往往表现为骨密度增高。

2.骨质疏松是骨量减少所致 骨质疏松主要是由于年龄增加和性激素分泌减少而引起骨量减少、骨脆性增加和骨折危险性增加的疾病。骨质疏松的本质是指骨量减少而言的,它是由于遗传、激素和营养等因素相互影响下的复杂结果。

虽然骨质增生与骨质疏松的发病机制不同,但是骨质增生完全可以与骨质疏松同时存在,它们两个并不是“冤家”。为什么二者会发生在同一个人身上呢?因为人对钙的吸收率与年龄成反比,平均每增龄10年,钙的吸收率就会减少5%~10%。60岁以上的人钙吸收率明显降低,70~79岁的老年人与20~59岁的人比较,钙吸收率减少1/3,80岁以上的老年人钙吸收率极差。由于老年人钙的吸收能力下降,开始表现为血钙降低。为了维持血钙的恒定,会引起甲状旁腺激素分泌增加,目的是使破骨细胞活跃,骨骼中的钙游离到血液中来补充血液中钙的不足。结果,骨中的钙质"动员"出来,引起骨钙丢失,导致骨质疏松。这也是骨质疏松患者血钙往往反而会增高的原因。同时,由于血钙增加,使降钙素分泌增加,促进成骨活动及新骨形成,进而引起钙质在身体负重较大或运动过多的关节的骨边缘等处沉积,引起异位钙化,发生骨质增生等病症。

青少年会发生骨质疏松吗

青少年也会出现骨质疏松,但其发生率比老年人低的多,而且有其自身的特点。造成青少年骨质疏松有一些特殊的原因,主要在以下情况下青少年可出现骨质疏松症。

1.**软骨病**　软骨病是指发生在骨骺生长板已经闭合的成人骨化障碍。该病见于成年人,与体内钙、磷代谢障碍及维生素D不足等因素有关。

2.**肾病**　如肾功能衰竭、肾移植术后等原因造成钙、磷从体内丢失过多,导致骨质疏松。

3.**消化系统疾病**　如肝硬化、慢性胰功能不全、胆囊疾病、胃肠部分切除术等导致钙、磷吸收障碍及维生素D缺乏。

4.**遗传性疾病**　如假性维生素D缺乏、抗维生素D等造成佝偻病的骨骼代谢异常。

5.**药物**　服用某些药物导致骨质疏松。如长期服用皮质类固醇激素引起骨质疏松症,抗癫痫药引起的骨质疏松症等,这些药物可干扰维生素D的代谢过程,不利于骨骼的形成。

减肥会引起骨质疏松吗

通常人体中的钙质大约是1kg,其中骨和牙齿中含有99%约

990g,血液中含有10g左右钙质。如果血液中每日减少500mg以下,其减少部分从骨中给予补充。可是如果超过了这个范围,血液中的钙质就会逐渐减少。

如果进行节食瘦身、规定饮食等,使摄入的钙不足,必须从骨向血液中释放大量的钙质,导致一时性的血液钙浓度上升。体内的总骨盐量越来越少,血液中的钙质浓度却显示高的数值,这种表面的现象,称为钙质自相矛盾的紊乱。如果不终止节食瘦身,血液中的钙浓度始终处于不稳定状态,骨中的钙向血液中释放也不能停止,这样体内的钙质总量变低是必然的。如果这样的状态继续下去,就会出现骨质疏松。

人造关节术后为何会引起骨质疏松症

人造关节术后都会不同程度出现假体周围骨丢失和骨溶解现象。假体周围骨丢失虽然是一种非全面的骨量丢失,但它是一种局限性的骨质疏松表现。假体周围骨密度测量可以反映假体周围骨丢失的程度,了解假体是否发生松动。同时,在确定假体周围骨丢失时,应考虑全身的骨量变化情况。引起人造关节后假体松动的原因包括:生物力学因素、生物学因素、生理学因素等。

骨质疏松症会遗传吗

骨质疏松症是一种老年性常见病,但种族、生活方式、饮食习惯、体育锻炼、烟酒等均影响骨矿密度,而遗传是其中的不可忽视的因素之一。

有研究表明,骨质疏松症患者健康亲属的骨量均值比无骨质疏松家族史的人低;决定骨矿密度的因素中,遗传超过70%。在亚洲地区,对日本妇女的研究表明,b基因与高的骨矿密度相关,而且在骨质疏松病人中b基因型比例高。

胶原是骨有机质的重要成分,由许多平行的、直径均匀的胶原纤丝组成。纤丝有纵横交叉的分支,与邻近纤丝相连交织。胶原纤丝是由许多原胶原分子构成。应用PCR技术对荷兰绝经后妇女进行研究,发现在腰椎及股骨颈处,SS基因型的骨矿密度最高,ss基因型的骨矿密度最低,Ss的骨矿密度介于二者之间。不同基因型病人随年龄增加骨矿密度降低速度不同,有显著差异。

绝经和年龄增长是妇女骨质丢失的两个重要因素。骨组织通过破骨与成骨的偶联活动而自我更新和重建。破骨细胞吸收旧骨,然后成骨细胞形成新骨,完成一次又一次骨转换。如果新骨不能填满旧骨被吸收后留下的空隙,则骨代谢出现负平衡,骨量减少。成骨细胞及破骨细胞上均存在雌激素受体,雌激素不足,与骨转换增加及骨质丢失加速有关,而后者正是引起骨质疏松的原因。

转移生长因子B在骨骼中浓度很高,被认为是成骨细胞与破骨细胞之间相互偶联的因子。有研究表明,这种基因变异者,骨密度也会显著降低。

一些遗传性的代谢疾病,如骨形成不全症、高胱氨酸尿症等,可以先天性地引起骨量减少,从而发生骨质疏松症。

骨质疏松不可逆转吗

骨质疏松一旦发生将不可以逆转,也就是说钙质无法再回到骨骼中使之得以重建。目前全世界的医学专家及医疗机构,还没有谁能使疏松的骨骼能完全重建的理论或成功的临床治疗。研究表明，现有的干预措施都无法使已经断裂的骨小梁再连接起来。而且骨骼的重建已经成为世界范围内的医学课题，足见其困难的程度。这是个残酷的事实，必须面对。

骨质疏松是否可以根治

骨质疏松目前是无法根治的，它是一个渐进的过程，可怕的是开始时没有任何症状，所以一般不会引起人们的重视，等产生了后果已经来不及了，这不是耸人听闻，骨质疏松发展下去的结果就是容易骨折，一旦骨折难以痊愈，有些没有骨折就会造成瘫痪，最后脏器衰竭而死亡。骨质疏松和其他慢性疾病一样，预防重于治疗，一般中年以上特别是女性，要适当补钙和镁，钙和镁是骨质的重要成分，人的生理活动不能缺少，为维持正常的生理活动需要钙和镁等矿物质的支持，如果摄入的钙质不足，就要从骨质中抽取，长此以往就会缺钙，加重骨质疏松。所以在没有造成后果以前，就要注意预防。

（二）骨质疏松重女轻男

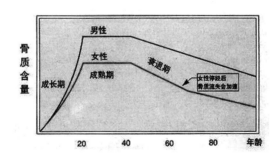

骨质疏松有男女差异吗

应该说骨质疏松女性比男性更容易得，这是由于女性激素的特殊性决定的,女性激素在体内是预防骨丢失的,有保护作用,但是绝经后女性激素减少会导致骨质快速丢失,所以老年妇女往往比老年男性出现骨质疏松更多一些。

骨质疏松为何钟爱女性

有些导致骨质疏松的危险因素,是人所无力改变的。但同时也有些因素是人类可以改变的,从而大大减少了患病的危险。

无力改变的因素:

1.性别　身为女性,置身于较大的危险之中。这是因为女性骨骼天生比男性要小、要轻。

2.年龄　过了绝经期危险加大,因为雌激素分泌量日渐减少,不足以维持骨骼中的钙质。

3.家族史　女性前辈患有此症,你很有可能易患骨质疏松。

4.种族　身材高大的女性或亚洲女性,也使你置身于较大的危险之中。

能够改变的因素:

1.吸烟　吸烟女性的绝经期要比非吸烟女性平均早 5 年,前者分泌的雌激素将很快减少。吸烟还会影响新骨骼组织的生长。

2.食物　若每天从食物中得不到足够的钙和维生素,且饮用大量含咖啡因或磷酸盐的软饮料,患骨质疏松的危险就很大。因为咖啡因可妨碍骨骼的生长,且增大尿中的钙的含量。软饮料中的磷酸盐可与钙质结合,以致钙质难以被人体吸收。

3.锻炼　因为骨骼需要通过抗衡地球引力使其承受压力,而变得强壮。例如在一场车祸后卧床休养 36 周,等于骨骼老化 10 年。

4.瘦弱和节食　如果你比较瘦,体内的脂肪细胞就比较少。但绝经后,体内的脂肪细胞采用一种称之为雌烯二酮的特殊激素,并将其转化为一种称之为雌素酮的弱性雌激素。脂肪越少,雌素酮也越少,对骨骼的保护作用也就越小。

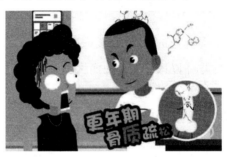

更年期女性为何易患骨质疏松症

绝经后骨质疏松症指主要由绝经引起的骨质疏松症。它与卵巢合成激素的功能降低有关,其特征是全身性的骨量减少及骨组织微结构改变,以致骨脆性增高,易于骨折。与老年性骨质疏松症不同的是松质骨变化显著。绝经后骨质疏松症发病原因很多,与遗传、饮食、生活方式、运动、心理均有关,但绝经后雌激素降低则是发病的主要原因。

妊娠期女性为何易患骨质疏松症

妊娠妇女会发生不同程度的骨量丢失,严重者可出现骨质疏松症。其发生机理如下。

(1)胎儿局部压迫导致神经血管营养障碍。妊娠晚期胎儿头入骨盆后,压迫闭孔神经,使闭孔神经营养区骨营养障碍,如髋骨等出现骨质疏松。

（2）内分泌功能紊乱。妊娠期肾上腺皮质激素分泌增加，影响小肠黏膜对活性维生素 D_3 的反应，妨碍钙的吸收与利用，导致骨矿物质不足发生骨质疏松。

（3）钙、磷等营养素缺乏。摄入不足、吸收不良或消耗过多均可造成体内钙缺乏，从而导致骨质疏松的发生。

（4）妊娠期妇女由于妊娠反应，营养摄入不足，加之妊娠期为了胎儿在母体生长需要，对营养物质需求增加而引起骨营养素不足。

（5）妊娠期妇女尤其是初孕妇女由于情绪紧张，导致机体代谢、内分泌功能紊乱，而引起骨代谢异常。

哺乳期女性为何易患骨质疏松症

哺乳期女性出现骨质疏松症的原因有以下几方面。

（1）妊娠期由于胎儿在母体内的生长需要，调动了母体钙来完成骨骼代谢，使母体的骨钙减少，若产后未得到及时的补充，将会在哺乳期发生骨质疏松症。

（2）由于哺乳期妇女偏食以及哺乳婴儿的需要，导致骨营养素缺乏，如缺乏维生素 D、钙、磷等，使骨量减少，发生骨质疏松症。

（3）分娩时大失血导致骨血运、神经营养障碍而致骨形成不足。

（4）哺乳期妇女生活负担较产前加重，心理负担增加，造成全身代谢平衡失调，骨代谢难免失调。同时哺乳妇女户外运动减少，导致骨刺激

骨质疏松为何造访年轻女性

医学专家研究认为,骨质疏松与衰老有关。造成白领女性过早出现骨密度降低等骨质疏松的现象,是与时下不少女性为了皮肤白皙拒绝日晒,梦想拥有苗条身材而拼命节食,坐在办公室中极少运动有关系。

首先是减肥,许多女性在减肥过程中将一切与脂肪有关的饮食都拒之门外。殊不知,在减去脂肪的同时,也会把骨骼的结实度(密度)减弱了。其次是缺乏运动,现代都市人上下班以车代步,上下楼有电梯,以电话联络代替登门造访,最终可能因"习惯性缺乏运动"而导致日后患骨质疏松。还有,拒绝日晒也是因素之一。国外研究发现,在日照不足的国家,骨科病的发病率较高。

由于不爱吃奶制品,不接受日晒,运动量少,如果再加上大量吸烟、喝酒、饮浓茶和咖啡等,还会引发内分泌系统疾病,甚至引起女性过早绝经。因此,那些整天坐办公室的人,每天要坚持多走一段路、多爬一次楼、适当晒晒太阳,就可以预防骨质疏松的发生。除了运动外,合理的饮食也非常重要。多喝骨头汤、多吃些海产品和豆制品,都对骨骼有好处。

女孩要小心骨质疏松吗

大部分的人都认为,骨质疏松都是因为上了年纪骨质流失后,才会罹患的一种疾病。

虽然,目前治疗骨质流失的药物已经出现,而且很多的产品也都添加了大量的钙质;但是,年轻女孩们将来可能会得骨质疏松,因为她们没有摄取足量的钙质。

骨质疏松是因为体内骨质的消耗量大于生产量时所引发的症状,通常有骨质变质症状的人,除非等到了严重的骨折发生(这些骨折常发生在髋部、脊椎、腕关节上),否则很难察觉到自己的身体状况。

但是,现在年轻女孩们所担心的只是体重是否过重而已,根本就不在乎骨骼的密度。如果因为服用了钙片或是含钙的食物,而导致发胖,对她们来说,反而比较可怕!另外,患有饮食失调的人,如:厌食症、贪食症,也有骨质变脆的风险。

因此,青少年和老年人每天都必须摄取 1500 毫克的钙质,另外,多叶蔬菜、水果,以及某些大豆类食品,也都是很好的钙质来源。

雌激素缺乏的女性易骨折吗

雌激素的主要功能就是抑制骨丢失并促进肠内钙的吸收。当雌激素下降或缺乏时,骨吸收增加,骨形成减少,导致骨质内充满空洞,脆性增加,极易发生骨折。

哪些女性有雌激素缺乏呢?最多见的是绝经后妇女。除此之外,年轻的女性朋友中先天性卵巢功能低下导致的各种闭经,哺乳期,因减肥而患神经性厌食,垂体疾病导致的闭经以及卵巢早衰,卵巢切除或卵巢放疗、化疗后等都是易患雌激素缺乏的病症。有这些情况的女性应特别警惕骨质疏松,尤其是预防骨折发生。

尽早到医院进行骨密度检查,以便弄清楚自己的骨骼情况,及时诊断是否已有骨质疏松,及早开始合理的治疗措施是预防的关键。

男性也会患骨质疏松吗

事实上男性步入中年（40岁以后），体内的睾酮类固醇激素分泌也呈下降趋势，骨质同样在逐渐缓慢丢失中。因此男性发生骨质疏松的危险性是存在的，但发生年龄一般要比女性晚10～15年。

雄激素降低是男性骨质疏松发生的重要原因吗

骨骼是支撑人体这座"精细建筑"的主体框架。其抵抗外界冲击能力的大小与骨质密度的高低成正比。在青年时期，就潜心打造出坚硬的骨骼，并在随后的漫长岁月中，防止骨质的迅速丢失，对于在当今社会中承担着绝大部分重体力、高风险工作的男子来说，尤为重要。

显而易见，雄激素对于成年男性正常性功能是如此必需；同样，它对于青年男子骨质密度的获得和老年男子骨质密度的维持也十分重要。年轻的男性性腺功能低下症患者，体内雄激素水平明显不足，尽管食物中钙质和维生素D摄入充足，且其在体内作用完全正常，但其骨密度值仍明显低于正常对照者。若在骨骺关闭以前，将雄激素水平补充至正常，则骨密度值明显上升。中老年男子在雄激素水平下降的同时，伴随着骨密度值的降低。研究表明，老年男性每增加5岁，骨折的危险性将增加1倍。因此，与年轻男性相比，老年男性容易发生骨折。据世界卫生组织统计，骨折已经成为导致老年男性死亡的第六大原因。国外大量的长期临床观察显示，髋骨骨折的老年男性患者中，约有50%～95%患有男性性腺功能低下症。这些事实均表明，雄激素是影响男性骨骼硬度的重要因素。

雄激素是怎样影响骨骼密度的呢？表面看来,骨骼虽然坚硬如磐石,但它却是一种生长着的、活的组织。在它坚硬如钢铁般的外表下面,隐藏着轰轰烈烈的拆除与重建活动。骨组织中含有两种最主要的细胞——破骨细胞和成骨细胞。这两种细胞主宰着骨骼的新陈代谢。

先是破骨细胞将陈旧的骨质"挖掉",随之成骨细胞生成新的骨质将其补上。在成骨细胞膜上,存在有雄激素发挥作用的受体。通过受体,雄激素刺激成骨细胞的活动能力,以生成更多的新的骨质。青春发育开始之前,骨骺尚未关闭,随着青春期雄激素水平不断上升,成骨细胞的活性大大增加,骨质的建设远大于其破坏,于是在个儿不断长高的同时,骨质的密度也不断增加;性成熟时,雄激素水平达到一生中的最高峰,骨骺在此时关闭,骨骼密度则达到一生中的顶点;以后,随着年龄的增长,雄激素水平缓慢下降,成骨细胞的活性减低,破骨细胞活性相对增加,骨质的破坏大于其建设,于是骨骼密度逐渐降低,久而久之就变得疏松易碎。

除了雄激素水平降低之外,中老年男子骨骼密度下降还有其他原因参与。肌肉力量减弱,体育锻炼减少,不良的生活习惯如长期吸烟、酗酒以及嗜好过浓咖啡等等,都对其骨质疏松的发生起着促发的作用。

一些影响钙盐沉积和脂溶性维生素吸收及其作用发挥的疾病,也是导致骨质疏松的常见原因。

既然中老年男性雄激素水平降低是其骨质疏松发生的重要原因之一,那么补充雄激素治疗,将会对骨质疏松症的治疗和预防产生有益的作用。国外最新医学研究成果业已证明,就像给年久失修的建筑加固防震一样,雄激素补充治疗确实能在一定程度上提高老年男子的骨质密度。但由于雄激素的治疗存在着潜在的不良反应,因此,应在医生的指导下用药并定期随诊。雄激素制剂的选择以使用方便、安全有效、易于调整剂量的口服制剂和透皮贴剂较为理想。

此外,合理地平衡膳食,给您骨骼新陈代谢提供充足的原材料;适当的户外活动,给骨骼以适宜的外力刺激,均对骨质密度的维持具有重要的作用。

男性骨质疏松有何特点

男性骨质疏松的发病率大大低于绝经后的女性,故以往对男性骨质疏松远不及对女性的重视。近几年的研究成果表明,青年时期的男性比女性虽能达到更高的峰值骨量,骨量丢失的起始时间也明显晚于女性,但男女两性都有一个与年龄增长相位的骨丢失过程,即老年性骨质疏松(Ⅱ型)。男性骨质疏松与女性骨质疏松有很多相似之处,但在病因学、病理学和流行病学等方面仍有明显的性别差别。65 岁以上的男性普遍存在程度不等的骨质疏松,其严重并发症是骨折。

男性骨质疏松的临床表现为:

1.年龄在 60～65 岁以上的男性患者。

2.患者可有腰痛或四肢关节骨痛,也可有四肢无力、疲劳感,以及体型改变、身材变矮、驼背等。

3.患者有过度饮酒、吸烟和少运动等不良生活习惯。

4.在轻微外力作用下造成腕部、脊椎或髋部的骨折。男性骨质疏松后发生的髋部骨折,其发生率高于脊椎骨折和腕部骨折,包括股骨颈骨折和粗隆间骨折。

男性应早防骨质疏松吗

很多人误认为骨质疏松是老年妇女的专利,其实不然,在老年男性中该病的发病率也相当高。因为认知上的错误,耽误很多人早期治疗的时机,因此普及骨质疏松常识是非常必要的。

与女性相比,男性骨质疏松发生较早,往往自中年期(40岁左右)就开始出现骨量减少,如果在这之后的十年内未能给予重视和防治,那么自50岁后骨量丢失就更为明显,速度加快,易引起老年骨质疏松发生。男性的骨架较女性大,横截面积也比女性大25%～30%,因此男性因骨质疏松发生骨折的概率要低于女性。但不容忽视的是骨质疏松所致的疼痛、乏力却比女性明显,大大降低了生活质量。因此,男性骨质疏松应早期预防。

预防首先应从儿童期开始,这样方能获得更大峰值骨量。要做到这点应多做户外活动,通过阳光的紫外线促进体内钙、磷的吸收和利用,建立较高的峰值骨量。青春期是骨量增加最为显著的时期,在这一时期内,维持钙平衡所需钙量较小,每日仅需400～600毫克,因而此期无须过多补钙。促进青春期骨量增加,重在体育锻炼和体力活动,因此,青年人应注意工作之余开展各项有益的体育运动,以此来增大骨量,为中年后减缓骨量丢失速度打下良好基础。

中老年人应重视钙的摄入。我国人群由于饮食结构中奶制品少,食物中钙含量相对较低,而中老年人需钙量又较青年人为高,因此约有半数以上中老年人不同程度缺钙。进食富含钙质的食物或服些补钙剂都是很有必要的。

（三）正确防治骨质疏松

骨质疏松可防也可治吗

步入中老年,需要时时关注自己的骨骼,不要等到发生骨折时才重视骨质疏松的问题。如何保持健康的骨骼?应从各个方面给予注意。

坚持适合自己身体状况和年龄的体育锻炼,多到户外活动,适量运动有利于维持健康骨骼的质和量。合理营养是基础,吃含蛋白质、钙、磷和维生素 D 比较丰富的食品,如低脂牛奶、瘦肉、虾皮、鱼、蔬菜等。必要时可服用钙片和维生素 D。

防止骨质疏松还要注意以下一些相关的危险因素,包括:①65岁以上的老年人;②有髋部、腕部骨折病史的中老年人;③母亲髋部骨折史;④身材瘦小者⑤骨密度低或 X 线显示骨质疏松;⑥某些生活习惯如平时活动少、吸烟、厌食、低钙饮食等;⑦经常使用皮质激素药物;⑧驼背、身材变矮;⑨经常腰痛;⑩雌激素缺乏,45 岁绝经者,长期继发闭经;⑪原发性性腺功能减退;⑫某些疾病或状态:如吸收不良、甲状腺功能亢进、类风湿关节炎、酒精中毒和长期制动或卧床等。以上情况有两项或更多者,应更加重视骨质疏松的预防和警惕骨折的发生。

一旦发生骨质疏松怎么办?目前有许多有效的药物可改善骨质,如早期应用的药物有钙剂、维生素 D、雌激素等,20 世纪 70 年代以后出现了降钙素、活性维生素 D、新型雌激素、二磷酸盐、氟制剂等。但并非补钙越多越好,对于严重骨质疏松患者,单纯补钙是不够的,应在专业医生指导下进行抗骨质疏松的用药治疗。

骨质疏松关键在于预防吗

防治骨质疏松的方法一般包括:①补充雌激素。②补充钙剂。③适度运动。④提高骨峰值。⑤中医药防治。以上五种预防方法中,补充雌激素具有副作用,容易引起子宫出血、增加生殖系统肿瘤的发病率,导致血栓栓塞、加重胆囊疾病、损伤肝肾功能等不良反应;中医药防治又太麻烦;提高骨峰值也依靠补充钙剂。这样一来补充钙剂成了预防骨质疏松的最好办法。日常生活中,我们往往从食物和饮料中摄取钙质,但研究表明仅仅依靠食物和饮料补钙还远远不够,尤其对女性朋友,因为女人一生中因月经、怀孕、生产、更年期都会造成体内钙质的大量流失。一旦骨头里的"钙质银行"严重虚空,极易发生骨质疏松,甚至最后"资不抵债",发生骨折。因此,营养专家建议在合理搭配饮食的同时,适量补充钙产品,在钙产品中吸收率最好的是碳酸钙。

什么是骨质疏松的三级预防

1.一级预防　应从儿童、青少年做起,如注意合理膳食营养,多食用含钙、磷高的食品,如鱼、虾、虾皮、海带、牛奶(250毫升含钙300毫克)、乳制品、骨头汤、鸡蛋、豆类、精杂粮、芝麻、瓜子、绿叶蔬菜等。坚持科学的生活方式,如坚持体育锻炼,多接受日光浴,不吸烟、不饮酒、少喝咖啡、浓茶及含碳酸饮料,少吃糖及食盐,动物蛋白也不宜过多,晚婚、少育,哺乳期不宜过长,尽可能保存体内钙质,丰富钙库,将骨峰值提高到最大值是预防生命后期骨质疏松的最佳措施。对有遗传基因的高危人群，重点随访，早期防治。

2.二级预防　人到中年，尤其妇女绝经后，骨丢失量加速进行。此时期应每年进行一次骨密度检查，对快速骨量减少的人群，应及早采取防治对策。近年来欧美各国多数学者主张在妇女绝经后 3 年内即开始长期雌激素替代治疗，同时坚持长期预防性补钙，以安全、有效地预防骨质疏松。日本则多主张用活性维生素 D(罗钙全)及钙预防骨质疏松，注意积极治疗与骨质疏松有关的疾病，如糖尿病、类风湿性关节炎、脂肪泻、慢性肾炎、甲状旁腺功能亢进或甲状腺功能亢进、骨转移癌、慢性肝炎、肝硬化等。

3.三级预防　对退行性骨质疏松患者应积极进行抑制骨吸收(雌激素、降钙素、钙)，促进骨形成(活性维生素 D)的药物治疗，还应加强防摔、防碰、防绊、防颠等措施。对中老年骨折患者应积极手术，实行坚强内固定，早期活动、体疗、理疗、营养、补钙、止痛、促进骨生长、遏制骨丢失，提高免疫功能及整体素质等综合治疗。

退行性骨质疏松是骨骼发育、成长、衰老的基本规律，但受着激素调控(主要有甲状旁腺激素破骨;雌激素、降钙素成骨;维生素 D_3 双向调节)、营养状态、物理因素(日照、体重)、免疫状况(全身体质、疾病)、遗传基因、生活方式(吸烟、饮酒、咖啡、饮食习惯、运动、精神情绪)、经济文化水平、医疗保障等八个方面的影响，若能及早加强自我保健意识，提高自我保健水平，积极进行科学干预，退行性骨质疏松是可能延缓和预防的，这将对提高我国亿万中老年人的身心健康及生活质量具有重要而现实的社会和经济效益。

预防骨质疏松三道防线的具体措施是什么

三级预防骨质疏松。具体就是提倡增加户外运动,合理接受阳光照射,进行不同年龄段承重锻炼,均衡营养等"无病防病"的一级预防;加强骨质疏松易患人群的监护、健康指导、药物与非药物治疗的"有病早治"的二级预防;以综合措施改善骨质疏松患者的肌力和视力,提高其平衡和反应能力,"防止骨折"的三级预防。

1.无病防病

①减肥:减肥是导致骨质疏松的第一因素。许多女性在减肥中将一切与脂肪有关的饮食都拒之门外,她们只食用蔬菜水果。殊不知,脂肪是身体摄取钙质等营养素的重要桥梁,而蔬菜水果等粗纤维摄取过多会造成钙质吸收障碍。通过节食来减肥,在减去脂肪的同时,也会把骨骼减弱。

②缺乏运动:现代的都市人上下班以车代步,上下楼以电梯代楼梯,以电话联络代替登门造访,每天以酒池肉林为阵地,夜生活过于频繁,这些占去了大量体育锻炼的时间。据统计,约有73%的都市女性可能因"习惯性缺乏运动"而导致日后患骨质疏松。

③少日晒:缺少户外活动者,接受阳光照射较少,使体内维生素D的合成减少,维生素D绝对或相对不足而影响体内的钙、磷代谢,这也是容易发生骨质疏松的一个原因。

④其他:如长期吸烟、高蛋白和高盐饮食、过量饮酒和咖啡及某些药物如糖皮质激素、抗癫痫药都可以使骨量减少而诱发骨质疏松。某些疾病,如甲状腺功能亢进症、糖尿病、类风湿性关节炎也可引起继发性骨质疏松。

在上述的骨质疏松的危险因素中,有如减肥、缺少运动、日晒、吸烟、过度饮酒及咖啡、不合理的饮食习惯等通过努力是可以消除的。因此,我们应该了解骨质疏松的危险因素,坚持合理的平衡膳食和良好的生活方式,戒除不良的嗜好,从而防止骨质疏松的发生、发展。

2.有病早治　对骨质疏松的治疗是愈早愈好。因为骨丢失一开始是骨小梁变细,进而发生骨断裂等变化,一旦骨结构发生了破坏,甚至发生了骨折,就不可能完全逆转了。治疗原发性骨质疏松首先应去除危险因素,改变不健康的生活方式;其次是缓解症状;第三是阻止或延缓骨量的丢失,改善骨质量;第四是锻炼身体,预防骨折的发生;第五是促进骨折的愈合和功能的恢复。为了能达到预期的疗效,应特别强调综合治疗,即采取合理的饮食、适当的运动、药物治疗和物理治疗等综合的措施,才有可能缓解和减轻因骨质疏松引起的疼痛和不适感及预防骨折的发生。

①合理饮食重要环节:营养不良是骨质疏松的重要原因之一。食物中营养结构不合理、营养不足或营养过剩都可能引起骨质疏松的发生,为此,合理安排饮食结构是防治骨质疏松的重要环节之一。

所谓合理的饮食结构是指日常的膳食中应包括碳水化合物、蛋白质、脂肪、维生素、无机盐和膳食纤维等,必须做到品种齐全、数量适当、比例合理。要求每天的膳食均应包括谷薯类(米、面等)、动物性食物(鱼、肉、禽、蛋、奶和奶制品)、豆类食品、蔬菜水果类及动植物油脂。选择富含钙和维生素 D 的食物,如虾皮、海带、大豆粉、奶酪、芝麻酱等。

②加强运动胜似补钙:适量的负重和运动不仅直接对骨骼有

强健作用,可增加骨骼支架内承重预应力,而且运动使肌肉收缩,会不断对骨质的生长、重建及维持产生积极效应。所以补钙应结合适当的负重运动,可以使你有效地预防骨质疏松。

因此,整天坐在办公室的人,最好每天坚持多走一段路、多爬一次楼梯。但是运动项目的选择应根据个人的年龄、身体状况、爱好等来确定,有目的的选择一项或数项运动方式,长期坚持。对于防治骨质疏松比较好的运动项目有跳舞、散步、慢跑、网球、爬山、爬楼梯或园艺运动等。每周做 5 次,运动量不宜过大,但应每次保证有 30 分钟的运动时间(可以分 2 次完成)。即使长年卧床的老人,也应每天尽可能离床 1 小时,使肌肉能够多收缩活动,这对推迟或延缓骨质疏松的进程大有好处。

③药物治疗相得益彰:骨质疏松一旦确立,一定要与医师配合,找出病因是原发性(老化、停经等引起)或继发性(疾病、药物引起),并且对症下药。通常医师会指导患者在饮食及生活上作改善,并给予下列药物治疗:

补钙:补钙是防治原发性骨质疏松的基础治疗。目前常用的钙剂有:钙尔奇 D。一次补钙不宜超过 600 毫克,每日不超过 1.5 克,服用时不宜与可乐、菠菜、面包、麦片食用。

维生素 D:维生素 D 是影响肠道钙吸收最重要的激素之一。但是维生素 D 本身也会破坏骨细胞,所以不宜使用过量。

雌激素替代疗法:雌激素替代疗法是防治绝经后雌激素替代疗法的最有效的方法。绝经后,雌激素水平下降,造成骨质丢失,使骨骼开始变脆,雌激素替代疗法能防治骨质疏松,降低骨折发生率;减少绝经期潮红、阴道分泌物减少、脾气暴躁、失眠和多汗等症状;降低血中胆固醇水平,从而减少心脏病的发生。雌激素替代疗法可以口服、注射或皮下埋植。但需在医师的指导下使用。有高血压、肝病、血脂异常、乳癌、子宫肌瘤、中风等患者,则不宜采用。

因此,一旦发生了骨质疏松一定要在有经验的医师的指导采取综合的治疗方法,千万不要自己盲目的治疗。

3.防止骨折　　骨质疏松最大的危害是骨折,尤其是髋部骨折,其死亡率和致残率都很高,因此"防止骨折"提为三级预防措施。具体而言有以下几个方面:

①饮食调节:应合理安排饮食,除了足够的热量和蛋白质外,多食含钙、磷和维生素 D、维生素 C 丰富的食品,少食含动物脂肪多的食品,饮食不要过咸,每日喝 2 杯牛奶,每日摄入一定量的蔬菜和水果,以补充骨代谢需要的"原料"。要戒烟,不要过多地饮酒和咖啡。在服用对骨代谢有影响的药物时,要权衡利弊,尽可能短期应用。

②运动:运动可促进骨的发育和代谢,增加骨密度,防治骨质疏松。患有骨质疏松的患者仍要坚持锻炼。因为运动可增加行动的灵活性、敏捷度、肌肉的力量和机体的协调能力,减少骨质疏松骨折的发生。所以,骨质疏松患者宜多参加户外运动,多接受阳光照射,以增加皮肤维生素 D 的合成。但应避免参加剧烈的运动。对骨折高危人群可使用髋部和腰部的护围,用护膝、护腕等保护。

③注意环境因素:由于老年人听觉、视觉减退,步态不稳,手脚不灵活,行动缓慢,注意力分散等因素,使其适应周围环境的能力下降,容易跌倒而受伤。老年人骨折最直接的原因是摔倒,绝大多数的跌倒都是环境因素造成的,如乱放东西,不适合的垫子

或地毯,地面上的电线,门前台阶、门槛,瓜皮,不平整的路面等;楼梯太暗、太滑等;厕所照明不好或地面太滑;家具及老年人所用手杖、轮椅等用具设计不好或使用不当等都容易造成跌倒而引起骨折。

哪几类人需要警惕骨质疏松

1.长期饮酒的人　有关专家认为,饮酒过度所引起的营养不良和吸收障碍,以及酒精引起成骨细胞功能障碍,均能使骨质形成和骨矿骨化减少,日久可导致骨质疏松症。

2.少年时缺乏锻炼者　研究发现,青少年运动锻炼多者,其进入老年后骨质疏松不仅发生晚,而且较轻。日本千叶大学骨科的专家认为,运动锻炼是防治骨质疏松的一剂良药,任何年龄参加这种锻炼都为时不晚,关键在于持之以恒。

3.缺乏雌激素者　老年绝经期妇女应用雌激素比应用钙剂在治疗骨质疏松的方面效果更佳。

4.缺硼、缺镁者　医学专家的研究表明,骨骼需要硼元素不断对钙的代谢作用,也需要大量的镁盐沉积物。镁能保障骨骼的正常结构和功能。营养学家建议,骨质疏松的患者可通过食物补镁疗法来增强骨骼的质量。

5.月经不正常者　现在研究发现,年轻妇女也会出现骨质流失,这是因为部分妇女的孕激素反常,月经不正常而引起,其结果会导致较易患上骨质疏松。

6.自身免疫状况较差者　以前的研究表明,骨质疏松症与甲状腺功能亢进、雌激素减少、缺乏矿物质等因素有关,20世纪90年代以后美国医学家的一项初步研究发现,骨质疏松与人体自身免疫过程有关。

骨质疏松的常见致病因素和预防

老年人容易骨质疏松,有的人补了几年钙,还是骨质疏松,这就是酸性体质在作怪。酸性体质把人的血钙中和沉淀了,血钙低了,骨头里的钙就会跑出来补充血钙,结果又被酸性物质中和了,形成了恶性循环,所以酸性体质要想补钙,必须先纠酸,改善酸性体质,补钙才能成功。

酸性体质除了造成以上疾病外,还容易失眠、多梦、疲劳、腰酸背痛、四肢麻木、怕冷、便秘、腹泻、急躁、身体肥胖、痛风等。

如何预防骨质疏松呢?

(1)控制饮食结构,避免酸性物质摄入过量,加剧酸性体质。大多数的蔬菜水果都属于碱性食物,而大多数的肉类、谷物、糖、酒、鱼虾等食物都属于酸性食物,健康人每天的酸性食物和碱性食物的摄入比例应遵守1:4的比例。壳寡肽为一种动物性活性碱,能迅速排除人体体液偏酸性物质,能维持血液中钙浓度的稳定,保持人体弱碱性环境以预防和缓解骨质疏松。

(2)吸烟会影响骨峰的形成,过量饮酒不利于骨骼的新陈代谢,喝浓咖啡能增加尿钙排泄、影响身体对钙的吸收,摄取过多的盐以及蛋白质过量亦会增加钙流失。日常生活中应该避免形成上述不良习惯。

(3)运动可促进人体的新陈代谢。进行户外运动以及接受适量的日光照射,都有利于钙的吸收。运动中肌肉收缩直接作用于骨骼的牵拉,会有助于增加骨密度。因此,适当运动对预防骨质疏松亦是有益处的。

（4）防止缺钙还必须养成良好的生活习惯,避免酸性物质摄入过量,加剧酸性体质。如彻夜唱卡拉 OK、打麻将、夜不归宿等无规律的生活,都会加重体质酸化。应当养成良好的生活习惯,从而保持弱碱性体质,预防骨质疏松症的发生。

（5）不要食用被污染的食物,如被污染的水、农作物、家禽、鱼、蛋等,要吃一些绿色有机食品,防止病从口入。

（6）保持良好的心情,不要有过大的心理压力,压力过重会导致酸性物质的沉积,影响代谢的正常进行。适当的调节心情、减轻压力可以保持弱碱性体质,从而预防骨质疏松的发生。

骨质疏松应从年轻时开始预防

生活中,我们经常会看到一些老年人弯腰驼背、身高越来越矮,有的人常感觉骨头里面疼痛,还有些人轻轻滑倒,就可能导致骨折,甚至用力咳嗽,就可能"咳"断几根肋骨……这些都可能是骨质疏松症带来的麻烦。随着人口老龄化,骨质疏松症已成为全球范围越来越严重的公共健康问题,而目前的医疗水平只能做到预防和减缓骨质疏松发生的程度,却无法使疏松的骨骼"返老还童",恢复原状。那么,骨质疏松是如何发生的,哪类人是高危人群,该怎样防治呢?

人的骨头就像一座房子,里面有很多的骨小梁支撑,如果骨头里钙质流失了,就好像"豆腐渣工程"的建筑,无法承受相应的重量,骨骼的质和量发生改变,科学地说就是骨的生物力学特性发生改变。骨质疏松症就是一种骨吸收(丢失)超过骨形成,而导致骨质松脆容易折断的病理状态。它的原义为充满空洞的骨骼。从某种意义上说,骨质疏松是一种自然的中老年退行性疾病,任何人都会存在,因为一个人50岁的骨头当然比不上40岁时硬。不过,有些人骨量丢失得特别快,处于不正常的状态,就会出现骨头疼痛、身长缩短、驼背、非暴力性骨折等较为严重的骨质疏松症临床表现。

骨质疏松症的发病率随年龄增长而增加。40岁以后,由于胃肠和肝肾功能逐渐减退,钙的吸收减少而流失增加,体内的钙呈负平衡。45岁以后,每10年骨骼脱钙率为3%。一般骨量丢失20%以上时有可能发生骨折,椎骨、髋骨和前臂骨是骨质疏松症患者最易骨折的部位。而其中髋部骨折对于老年人的危害最大,有时甚至可能危及生命。据统计,我国老年人骨折发生率为6.3%~24.4%,尤以高龄(80岁以上)女性老人为甚。

妇女进入更年期(平均年龄是49岁左右)后,最大的生理变化就是卵巢功能衰退、雌激素缺乏、绝经。雌激素减少带来后果之一就是妇女骨骼中钙质的大量流失,我国女性运动量相对较少,牛奶喝得不多,食物中钙摄入和吸收量不足,绝经后3~5年,平均每年会丢失2.5%的钙,从而引发骨质疏松。据调查显示,我国60岁以上女性骨质疏松率高达40%。

与女性相比,男性骨质疏松发生较早,往往自中年期(40岁左右)就开始出现骨量减少,如果在这之后的十年内未能给予重视和防治,那么自50岁后骨量丢失就更为明显,速度加快,易引起老年骨质疏松症发生。男性的骨架较女性大,横断面积也比女性大25%~30%左右,因此男性因骨质疏松症发生骨折的概率要低于女性。但不容忽视的是骨质疏松症所致的疼痛、乏力却比女性明显,大大降低了生活质量。所以,男性也要预防骨质疏松症。

据了解,不同国家人们日常钙摄入推荐剂量是不一样的,我国的推荐剂量是成人每天800mg,很多人可以在日常饮食中通过吃富含钙质的食物而获得,不一定额外补充钙剂。但对于更年期妇女、孕妇、青春期孩子、老年人、服用激素类药物、糖尿病、甲亢等疾病患者,应在医生的指导下,适当补充钙剂。

市场上各种钙剂很多,最好选择那些钙含量高一些的制剂,相对而言,合成钙安全性较高,离子状态的钙更容易吸收。因为在有胃酸分泌的环境,钙吸收较佳,所以钙片最好与食物一起吃。

对于骨质疏松症患者的治疗,一般采取三个手段,一是补充"原材料"一钙和维生素D;二是服用抑制骨吸收、促进骨重建的药物;三是中西医结合,喝些补肾密骨汤,服用一些促进骨再生的中成药。激素替代治疗目前仍存争议。医生特别强调,传统的骨头汤里由于富含脂肪,对骨质疏松尤其是新鲜骨折患者,并没多大益处。

人在35岁以前,骨代谢非常旺盛,摄入的钙很快吸收进入骨骼中沉淀,骨骼生成迅速,骨钙含量高,骨骼最为强壮。由于成骨细胞的作用,此时骨形成大于骨丢失。35岁以后,骨丢失将逐渐大于骨形成,体内含钙量将逐年减少。如果在35岁以前让骨骼最大限度地储存更多的钙,可以为中年后减缓骨量丢失速度打下良好基础。储存钙的有效手段是均衡饮食,在饮食中持续补充钙质,同时坚持室外运动。而对于中老年人最值得推荐的运动是太极拳。

从儿童期开始,就要注意饮食中钙质的摄入,多吃富含钙质的食物,比如牛奶、豆腐、虾皮、紫菜等。在婴儿期、青春期适当补充钙剂。钙在体内吸收需要维生素D的参与,有些儿童明明在不断补钙,一检查,还是缺钙,主要原因是补钙的同时,没有补充维生素 D。维生素 D 可以通过日晒在体内激活,也可通过适当补充鱼肝油来获得。

最好每天坚持有规律的室外体育锻炼,例如走路、慢跑和有氧运动。既可促进体内维生素 D 的生成,促进钙的吸收,又可增加肌肉的负荷,增强肌肉对骨、关节的保护作用。

最后,医生提醒大家,骨质疏松的前期往往是静悄悄的过程,出现骨折时,已是严重阶段。当您有下列症状时,应立刻到医院检查诊治:开步走或身体移动时,腰部感到疼痛;初期背部或腰部感觉无力、疼痛,渐渐地成为慢性痛楚,偶尔会突发剧痛;驼背、背部渐渐弯曲即所谓的后凸畸形;身高变矮。

更年期女性怎样预防骨质疏松

人们通常将面部出现皱纹,头发变白作为衰老的象征。其实,人体最早衰老的是骨骼组织。

研究证实,人在 20 岁左右就开始出现骨衰老。骨衰老是指骨脱钙而言,严重者就形成了骨质疏松。骨质脱钙进程最快的是在 50～70 岁之间,随着年龄的增长,骨皮质变薄,骨骼的韧性和弹性也降低,从而形成骨质疏松。

有些女性不到 50 岁就进入了更年期,她们认为只有老年人才会患骨质疏松,补钙对她们来说为时尚早。医学研究证明,绝经后的妇女丢失钙的速度,比同龄男子快得多,形成骨质疏松的病情程度也比男性重,受到危害的妇女也比男子多得多。据美国的一项统计资料报道,在 3 个老年妇女中就有一个妇女患此病,60 岁以上的妇女,约有一半得此病,70 岁以上者约有 70% 患此病。

　　绝经后的妇女,由于卵巢分泌的雌激素水平降低,减少了钙质的吸收,以致加速骨质的损耗。

　　鉴于妇女从 50 岁左右钙质的丢失速度加快,所以妇女在进入老年期以后,才注意补钙为时较晚,防治骨质疏松的有效时期,应从更年期开始。

　　那么应怎样预防骨质疏松呢?

　　首先要注意饮食营养。多吃含钙和维生素 C 的食物,如牛奶(或奶制品)、蛋类、豆类、鱼类、瘦肉、绿叶蔬菜、糙米、海带、紫菜、虾皮以及带骨头吃的鱼罐头等食品,其中以虾皮含钙量最高,据测每 100 克虾皮含钙 1 克,经常吃虾皮,对骨骼大有好处。

　　其次,增加户外活动和晒太阳,积极参加体育锻炼,并持之以恒。运动锻炼可以促进血液循环,增加骨骼的营养,提高钙质的吸收和利用率,减轻骨骼的骨质脱钙,以延缓骨衰老。

　　另外,对于某些骨质疏松严重的妇女,应在医师指导下,采用补充雌激素的方法治疗。因为雌激素能增加胃肠道对钙的吸收,减少尿钙的排出,可以预防骨质疏松的发生,也可以对已有骨质疏松患者,阻止骨质继续丢失。然而,雌激素的使用有一定禁忌证和副作用,不可自己随意的盲目使用。

女性绝经后怎样预防骨质疏松

　　预防绝经后妇女发生骨质疏松,通常是在补钙的同时采用激素替代疗法。但激素替代疗法存在一些副反应如阴道出血,乳房胀痛等,而且还会增加子宫内膜癌风险。美国的一项研究结果表明,雌孕激素替代疗法不仅会增加子宫内膜癌和乳腺癌风险,而且还会增加心血管事件的发生。为此,国内外的许多学术组织发表建议,不推荐使用雌激素用于预防长期疾病如骨质疏松等,只将雌激素用于短期更年期症状的改善。选择性雌激素受体调节剂雷洛昔芬(易维特)由于不是激素类药物,因此对乳腺组织和子宫无刺激,目前已在美国等64个国家投入临床使用。

1.及时选择雌激素替代治疗　40岁以后的妇女,从月经周期由规律变为不规律直至月经停止后1年之内的时期称为围绝经期。绝经是指月经停止超过1年后。围绝经期和绝经后前10年的妇女由于卵巢功能衰退,体内雌激素水平迅速降低,处于快速骨丢失阶段。为了抑制骨丢失,从妇女围绝经期开始,就应在医师指导下及时应用雌激素替代治疗,以避免或延缓骨质疏松的发生。许多医师提倡早用雌激素替代治疗,用药时间应在5~15年。长期小剂量雌激素替代治疗可有效减少绝经后5~10年的骨丢失,使骨骼得到长期保护。

值得注意的是,雌激素替代治疗并非人人皆宜,患有子宫内膜癌、乳腺癌、黑色素瘤、血栓性疾病,以及急性肝、肾功能不全,不明原因阴道出血的患者不能用雌激素治疗。近期患有严重缺血性心肌病、子宫肌瘤、高血压未得到有效控制、血脂异常、偏头痛、癫痫、胆结石等症的患者也应慎用。在使用雌激素替代治疗前,一定要到医院检查身体,并在医师指导下根据个体情况选择最佳治疗方案。

2.应用骨吸收抑制剂　对于不适合或不愿意接受雌激素替代治疗的绝经妇女,也可接受骨吸收抑制剂的治疗。二磷酸盐类药物是有效的骨吸收抑制剂,具有减少骨丢失、维持和增加骨量的作用。且副作用小,使用安全,绝经妇女可长期坚持预防性治疗。但患有骨软化症及严重肾功损伤的妇女不能使用。

3.补充钙和维生素 D_3　绝经后的妇女每天钙的摄入量不能少于 800 毫克。食物中的牛奶、乳制品、大豆、鱼虾、海带、紫菜、黄绿色蔬菜等是最好的钙源,必要时也可在医师指导下选择钙制剂治疗。绝经后的妇女除了补钙还应适量补充维生素 D_3,以维持体内钙、磷的代谢。人体所需的维生素 D 通过膳食和皮肤合成两种途径获得。可适量多吃些动物肝脏、鱼卵、奶油、坚果、蛋黄、瘦肉等富含维生素 D 的食物及多晒太阳,以补充维生素 D_3。

4.健康的生活方式　生活中注意饮食营养的均衡也很重要,因为蛋白质、磷、钾、镁、锌、维生素 C 和维生素 K 对维持骨的正常代谢十分有益。绝经后的妇女应养成良好的生活习惯,保持合适的体重,不吸烟,限酒量,少喝咖啡。

此外,体育运动可使绝经后的妇女体内雌激素水平提高,促进骨代谢。户外运动不仅可以接受充足的阳光,增加体内维生素 D 的合成,还能通过肌肉活动产生对骨的应力,刺激骨形成,增加骨量,使抗骨折能力提高。

应该注意的是,运动的时间和运动强度要因人而异,循序渐进,不要过度疲劳。患有心脏疾病、呼吸系统疾病、高血压病的患者,要根据医师诊断选择适宜的运动方式。

如何减缓骨质流失

在女性 35 岁以前、男性 40 岁以前,提高峰值骨量的具体办法是营养、运动和光照,三点缺一不可。进入老年期的男性和女性,最保守的评估是均已进入骨量减少期,这时需要药物治疗、联合用药治疗或综合治疗。

已经诊断为骨质疏松或严重骨质疏松者,单纯补钙绝对不行,一定要联合用药治疗。

不同年龄段的个体可能有多种不同治疗方案,要因人而异,但主要还是由医生决定为好。

方案 1:钙＋活性维生素 D;

方案 2:钙＋活性维生素 D＋雌激素;

方案 3:钙＋活性维生素 D＋降钙素;

方案 4:钙＋活性维生素 D＋二磷酸盐;

方案 5:钙＋活性维生素 D＋甲状旁腺激素＋二磷酸盐;

方案 6:钙＋活性维生素 D＋雌激素受体;

方案 7:钙＋维生素 K_2＋雌激素。

1.高发人群　一般人 50 岁以后由于代谢功能降低开始出现骨质疏松。而在我国由于 20 世纪 40～50 年代出生的人,在青少年时期营养不良人群较多,步入中老年后患骨质疏松的可能性就更大。女性进入更年期,特别是绝经两年以后是骨质疏松的高发期。这是因为雌激素可以帮助调节钙与骨的结合,而更年期后妇女体内雌激素水平明显下降,加速骨骼退化。男性因不存在雌激素问题,骨质疏松发生的年龄会比女性晚 10～15 年。

2.预防保健　最主要的防治措施是加强运动,多晒太阳,合理饮食。现代医学认为运动可以调节神经内分泌,促进钙的吸收和利用。慢跑、散步、爬山、跳绳、登楼梯、骑自行车等能强化造骨细胞及骨骼的耐受力,增加骨质、提高骨密度。钙质最好还是由食物中获得,即使已经确定患有骨质疏松,医生也会指导患者改善饮食,并适当口服钙剂。日常饮食要保持营养均衡,一方面多食奶类、豆类、深色蔬菜,并注意磷、锌、锰、铜和维生素 C 的摄入比例。此外,夜晚睡觉时,血液中所需的钙会从骨骼中分解出来,因此睡前喝杯牛奶或吃些鱼类食物可以减少骨骼中的钙质被分解。

骨质疏松高危年轻人应吃药预防吗

　　某些特殊类型的骨质疏松,包括不明原因的特发性骨质疏松,和因某些疾病或药物引起的继发性骨质疏松,会发生在某些年轻人,甚至青少年身上,例如库欣综合征、甲状腺功能亢进、甲状旁腺功能亢进等内分泌疾病,或者接受特殊的药物治疗,如长期服用激素类药物,导致其发生骨质疏松的可能性很大。虽然这种情况发生率很低,但对患者影响时间长、危害严重。

　　原发性骨质疏松,一般是发病以后才开始用药,而继发性骨质疏松,则应当提前用。比如年轻的乳腺癌患者,内分泌治疗会影响女性激素的水平,发生骨质疏松的风险很高,可以"防患于未然",即尽早补充钙剂和维生素 D,再辅以必要的骨密度测定,适时开始使用抗骨质疏松药物治疗。

　　对于这类年轻人骨质疏松的药物治疗,和原发性骨质疏松相似,都要使用钙剂和维生素 D。但是由于青少年正处于生长发育期,在使用抗骨吸收的药物,及促进骨形成的药物时,要非常谨慎,一般来说,只使用经过严格临床验证的、相对安全、对骨骼的生长发育无不利影响的药物,如活性维生素 D 或部分二磷酸盐类药物。

防治骨质疏松可以使用雌激素吗

　　雌激素减少是发生绝经后骨质疏松的主要原因。欧洲国家在更年期早期使用雌激素 5 年以上时,上肢近腕部骨折减少一半,脊椎骨折减少90%。所以建议凡有骨质疏松危险因素的绝经后妇女,经医生检查没有不适于使用雌激素的疾病时,都应使用,应用时间至少连续5年。近来不少专家提出,应用10～15年的效果更好,如无禁忌证,可以终生使用。因为停用雌激素后,骨丢失加速的现象又出现。此外,雌激素还有控制更年期症状及减少动脉硬化性心脏病危险因素的良好作用。

用药方法主要是口服药片,如果是短效雌激素,则每天服用一定剂量,每月服23～26天。没有做子宫切除手术的妇女,每月后12～13天必须加服孕激素。当同时停药后,可能会有"月经"样出血,血干净后再重复服药。绝经时间长的妇女,可以全年内每日服雌激素,每月加用孕激素10天,可以避免每月出血。我国生产的尼尔雌醇是长效雌激素,每2周只用1次,每3～6个月加用孕激素1周,阴道出血间隔延长,效果良好。

国外还有雌激素贴剂,可贴在臀部或腹部,每周更换1～2次。雌激素膏则在每日洗澡后涂于肩部皮肤,每月加用孕激素,并停药数日等待子宫出血后再使用,效果很好。与口服雌激素相比,它有避免恶心等优点,但价格较贵。

使用雌激素用药之前,必须经妇科医生检查,确定是否有以下不适于使用雌激素的疾病,如:原因不明的子宫出血或子宫内膜病、子宫肌瘤、血栓病、胆石症、重症糖尿病。用药剂量应由医生决定,子宫已经切除的妇女,不必加用孕激素。

此外,密钙息(鲑鱼降钙素)和益钙宁(鳗鱼降钙素)两种降钙素制剂,预防骨质疏松的效果很好,但价格较贵,目前国内只用于治疗。

骨质疏松一旦发生,治疗比较困难,其作用在于改善症状,防止病情加重及预防发生骨折。

长期使用雌激素后，骨量可以增加。钙剂可以增加雌激素的效果，从而可减少其用量。降钙素特别适用于有骨病或骨折时，肌内注射3～4次以后，疼痛多能减轻。治疗持续越长，效果越好，骨量也可增加。密钙息的喷鼻剂可在肌内注射止痛后使用，或单纯喷鼻，效果都比较好。

治疗时使用活性维生素D，有罗钙全和阿法骨化醇丸剂。长期服用后，骨量增加，也有减轻骨痛的作用，尤其适用于户外活动少的老年妇女。防止跌倒是很重要的预防发生骨折措施，例如亚洲妇女饮食中钙含量比欧美妇女少，但髋骨骨折却比欧美妇女少，究其原因，与亚洲妇女得到子女照顾较多、跌倒机会少有关。

骨质疏松需要标本兼治吗

骨质疏松是可以进行有效治疗的。与其他疾病一样，骨质疏松的治疗包括两部分：一是病因治疗，即"治本"，二是对症治疗，即"治标"。

"治本"即病因治疗：引起骨质疏松的原因很多，治疗骨质疏松首先要去除病因，特别是内分泌及代谢原因引起的骨质疏松，一旦控制住病因，骨质疏松可逐渐好转。所以，在治疗骨质疏松之前，一定要全力找出致病原因及因素，然后有针对性地采取治疗措施。

药物治疗可以减轻骨质疏松的疼痛、增加骨量、预防骨折。

"治标"即对症治疗：对于老年性骨质疏松，由于骨质疏松与骨骼的衰老有关，因而主要是采取对症治疗，减轻骨质疏松引起的疼痛和不适。对于其他原因引起的骨质疏松，也可在病因治疗的同时,有针对性地治疗疼痛、肿胀、畸形等。

治疗骨质疏松有哪"四个目的"

(1)增加骨骼中骨基质和骨矿物质的含量。

(2)防止和减少骨质的分解,促进其合成。

(3)缓解或减轻因骨质疏松引起的疼痛及不适感。根据上述治疗的目的,人们应用各种方法来治疗老年性骨质疏松,取得了一定的疗效。

(4)预防病理性骨折(即增加骨骼中骨基质和骨矿物质的含量;防止和减少骨质的分解,促进其合成)。因为骨质疏松是由于骨质吸收增加,而与此相关的骨形成不能充分进行所引起。

根据上述治疗的目的,人们应用各种方法来治疗骨质疏松,取得了一定的疗效。

治疗骨质疏松有哪"四步曲"

第一步:补足营养

治疗骨质疏松,很重要的一个步骤就是补充骨骼里缺失的元素,其中最主要的就是要补充钙、维生素 D 和雌激素。

1.补钙　钙是骨骼的重要成分,主要来源于食物。如不能从食物中摄入足量的钙,可补充钙质。摄入的钙量略多于需要量并无害,关键在于吸收量。

2.补维生素 D　维生素 D 在防治骨质疏松中必不可少。无维生素 D,人体便不能吸收和利用钙,常人每日需 5～10 微克的维生素 D,过量的维生素 D 对人体有害。维生素 D 进入肝脏后,经过一系列羟化酶促反应,生成活性代谢产物参与骨代谢。罗钙全也称钙三醇,是维生素 D 活性代谢产物之一,不仅能促进肠道钙离子吸收,增加远曲肾小管对尿钙的重吸收,而且可活化破骨细胞,使骨吸收和活化成骨细胞,促进骨形成。

3.补雌激素　女性绝经期后,雌激素水平下降,造成骨质丢失,使骨骼开始变脆。雌激素替代疗法能防治骨质疏松,降低骨折发生率;可减少绝经期的症状,如潮红、阴道分泌减少、脾气暴躁、失眠和多汗等;可降低血中胆固醇水平,从而减少心脏病的发生。雌激素替代疗法可以口服、注射或皮下埋植。但雌激素替代法可引起乳房触痛和体液潴留。一些妇女可再次来月经,但不会怀孕。有人担心雌激素致癌,但如在治疗中同时使用孕激素,可以减少致癌的危险性。对已有典型骨质疏松者,选用降钙素、二磷酸盐、氟化钠等能迅速减轻疼痛,缓解病情,但需在医师指导下使用。对已发生骨折的患者,要加强外科治疗,防止并发症。

第二步:运动处方

骨质疏松是中老年人的常见病、多发病。有资料统计,45 岁以上的妇女,近 1/3 患有轻重不同的骨质疏松;而 75 岁以上的妇女,骨质疏松的患病率高达 90％以上。

适量运动对于骨质疏松患者大有益处。骨质疏松患者应保证足够的睡眠,每天晒太阳,每天运动锻炼半小时或更长时间。比较好的锻炼方法是散步、打太极拳、做各种运动操和游泳锻炼。晒太阳与运动锻炼应先是时间短一些,然后慢慢增加,延长锻炼时间。

骨质疏松是一种慢性病,是随着人年老后慢慢发生的。这种疾病的发生与缺少运动很有关系,所以千万不要小觑了运动在防治骨质疏松中的重要作用。人体骨组织是一种有生命的组织,人在运动中会不停地刺激骨组织,骨组织就不容易丢失钙质,骨组织中的骨小梁结构就会排列得比较合理,这样骨质疏松也就不容易发生了。

有研究发现,经常参加运动的老人,他们的平衡能力特别好,骨密度要比不爱运动的同龄老人高,并且他们不容易摔倒,这就能有效地预防骨折的发生。

对老年骨质疏松,运动疗法的作用是,发挥肌肉对骨质代谢所起的调节促进作用,防止由于肌力不足而导致的跌倒,改善症状,增强全身体力,提高生活质量。

1.增强肌肉　四肢、腰背部肌肉做较大强度收缩,并重复一定次数或持续一段时间。四肢肌力可利用哑铃、沙袋、滑轮、专门的肌力训练器械、自身体重等进行对抗阻力的训练,也可采用关节固定不动的等长训练,常用 Tens 规律,即收缩 10 秒,放松 10 秒,10 次为 1 组,共 10 组。腰背伸展肌训练可采用俯卧位上胸部离床的抬高上体训练,使髋部离床的抬高下体训练,同时抬高上、下体仅腹部接触床面的训练等方法。注意:训练应在无痛范围内进行,训练后不应使原有的症状加重。

2.预防跌倒　可采用增强下肢肌力、加强脊柱灵活和增强平衡协调性的练习方法。

3.改善症状和增强全身健康　可采用有氧训练,方法多采用步行、呼吸训练和各种娱乐性活动,如骑车、柔体性健美操、跳舞等。

每周至少训练 2～3 次。注意不可用力过猛,尤其不要进行过度的腰背屈曲训练。

第三步:膳食疗法

医学专家认为,饮食混乱容易使骨头变"酥",影响人的骨骼健康。为了您的骨骼健康,请注意科学饮食。

1.吃得太咸使骨质"大逃亡"　钠是盐中的"恶魔",它占盐成分的 4％,是导致人体骨质流失的"杀手"。一般情况下,人的肾脏每天将钠随着尿液排出体外,每排泄 1000 毫克钠,会同时消耗大约 26 毫克钙。人体需要排掉的钠越多,钙的消耗也就越大,最终必会影响到骨骼健康。因此,多吃盐会加速骨质耗蚀,使骨钙丢失加速。

2.饮食无常令男性骨质流失　据不完全统计,大约 1/6 的男性有饮食不规律的不良习惯。他们喜欢吃火锅、烤肉等味道浓郁的食物,喜食咸辣味的菜品,还有吸烟、饮酒的不良嗜好。还有人喜欢大量进食面包、香肠以及可乐等。研究表明,咖啡等刺激性食物会使人体需要的钙质减少,从而导致骨质疏松。研究结果证实,饮食不规律男性的骨骼密度要远远低于饮食正常有规律的男性,其中 4％患有骨质疏松。

3.改变不良饮食习惯保护骨骼健康　营养对骨骼健康具有非常重要的作用。幼时营养不良会阻碍正常发育,导致老年时骨质流失加快。成年后饮食混乱也是导致缺钙的重要原因。因此,专家建议,每天摄食不要过量,吃菜不应挑食,应改吃低盐、清淡膳食,注意营养要丰富。每天应保证饮用 1 瓶牛奶。不要吸烟,每天喝咖啡不超过 2 杯,少量饮酒。给骨骼系统增添活力,让钙质回到骨骼中,同时刺激新骨的形成,如此可使发生骨质疏松的几率下降 50％～80％。

饮食疗法补钙是根据生理发育不同阶段钙的需求,通过食物(如牛奶、奶制品等)补充钙和维生素 D。饮食补钙的方法较多,牛奶等是较好的补钙食物,虾皮、扇贝、豆腐、青菜等也是含钙较高的食物,老年人可根据需要调节饮食予以补充。绝经妇女每日应补充1500毫克元素钙,维生素D 400～800国际单位。骨质疏松者每天需摄入钙17毫克/千克体重(正常人的摄入量为10毫克/千克体重)。通常一杯牛奶(含300毫克钙)、230克酸乳酪、一杯深绿色蔬菜汁三者合一可补充人体每日所需钙。

同时食入过多的粗纤维会降低钙的吸收。另外,补钙也不是越多越好,若每日补钙2000～2500毫克,可导致高血钙,并增加尿路结石的危险。

第四步:药物治疗

骨质疏松的药物包括抗骨质吸收药物、促骨质形成药物两大类。前者有钙剂、雌激素、降钙素、二磷酸盐类、维生素D等;后者有氟化钠、睾酮、同化激素类药物、甲状旁腺激素类药物、维生素D代谢产物等。

一般补钙药物应在每晚临睡前服用,以纠正夜间低血钙状况。此外服用钙剂还可能会有面部潮红、胃肠道反应等副作用。在补充药物钙时,应配合维生素D的治疗,以促进钙的吸收。雌激素替代疗法虽适用于绝经后骨质疏松的妇女,但长期使用雌激素可能会诱发子宫内膜癌、乳腺癌,尤其是55岁以上使用激素替代治疗5年以上者。使用二磷酸盐类时,应采用小剂量,在服药后饮一满杯水,并保持直立姿势至少30分钟,以减少胃肠道刺激症状等副作用。使用氟化钠时,应采用间歇缓释方法,以减轻胃肠道刺激症状和足跟、踝部等处疼痛症状。

抑制骨吸收才能从根本上治疗骨质疏松

人的一生中,骨组织在不断地更新,一方面破骨细胞吞噬老的骨组织,另一方面成骨细胞又不断产生新的骨组织来充填,而当流失的骨组织太多,新形成的骨组织太少,就会导致骨质疏松。

同其他老年性疾病一样,骨质疏松应重在早期预防,我们要从儿童期开始就注意合理营养,加强体育锻炼,纠正不良生活习惯,提高峰值骨密度,就有可能降低骨质疏松及骨折的发病率。已患有骨质疏松的患者应坚持治疗,遵医嘱用药,参加锻炼,适当运动,防止骨丢失,多食含钙、蛋白质和纤维素丰富的食物。

治疗骨质疏松并不是单纯补钙。治疗骨质疏松的药物大多是骨吸收抑制剂,通过减缓或阻止破骨细胞的活动达到抑制骨吸收的目的,而同时并不影响新的骨组织的生成。

其中新一代二磷酸盐类药物由于其服用方便、副作用小,提高骨密度迅速而备受医疗界的青睐。阿仑磷酸钠在体内能抑制骨组织界面磷酸钙结晶的形成、聚集和溶解,并且能干扰破骨细胞的功能,阻止其在骨组织界面的聚集,从而强烈抑制骨吸收,达到从根本上治疗骨质疏松的目的。

第七章　科学防治骨质疏松

（一）防治骨质疏松的基础措施

调整生活方式

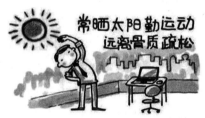

(1)加强营养,均衡膳食:建议摄入富含钙、低盐和适量蛋白质的均衡膳食,推荐每日蛋白质摄入量为 0.8~1.0g/kg 体质量,并每天摄入牛奶 300ml 或相当量的奶制品。

(2)充足日照:建议上午 11:00 到下午 3:00 间,尽可能多地暴露皮肤于阳光下晒 15~30min(取决于日照时间、纬度、季节等因素),每周两次,以促进体内维生素 D 的合成,尽量不涂抹防晒霜,以免影响日照效果。但需注意避免强烈阳光照射,以防灼伤皮肤。

(3)规律运动:建议进行有助于骨健康的体育锻炼和康复治疗。运动可改善机体敏捷性、力量、姿势及平衡等,减少跌倒风险。运动还有助于增加骨密度。适合于骨质疏松症患者的运动包括负重运动及抗阻运动,推荐规律的负重及肌肉力量练习,以减少跌倒和骨折风险。肌肉力量练习包括重量训练,其他抗阻运动及行走、慢跑、太极拳、瑜伽、舞蹈和乒乓球等。运动应循序渐进、持之以恒。骨质疏松症患者开始新的运动训练前应咨询临床医生,进行相关评估。

(4)戒烟。

(5)限酒。

(6)避免过量饮用咖啡。

(7)避免过量饮用碳酸饮料。

(8)尽量避免或少用影响骨代谢的药物。

骨健康基本补充剂

1.钙剂 充足的钙摄入对获得理想骨峰值、减缓骨丢失、改善骨矿化和维护骨骼健康有益。2013 版中国居民膳食营养素参考摄入量建议,成人每日钙推荐摄入量为 800mg(元素钙),50 岁及以上人群每日钙推荐摄入量为 1000～1200mg。尽可能通过饮食摄入充足的钙,饮食中钙摄入不足时,可给予钙剂补充。营养调查显示我国居民每日膳食约摄入元素钙 400mg,故尚需补充元素钙约 500～600mg/d。钙剂选择需考虑其钙元素含量、安全性和有效性。其中碳酸钙含钙量高,吸收率高,易溶于胃酸,常见不良反应为上腹不适和便秘等。枸橼酸钙含钙量较低,但水溶性较好,胃肠道不良反应小,且枸橼酸有可能减少肾结石的发生,适用于胃酸缺乏和有肾结石风险的患者。高钙血症和高钙尿症时应避免使用钙剂。补充钙剂需适量,超大剂量补充钙剂可能增加肾结石和心血管疾病的风险。在骨质疏松症的防治中,钙剂应与其他药物联合使用,目前尚无充分证据表明单纯补钙可以替代其他抗骨质疏松药物治疗。

2.维生素 D　充足的维生素 D 可增加肠钙吸收、促进骨骼矿化、保持肌力、改善平衡能力和降低跌倒风险。维生素 D 不足可导致继发性甲状旁腺功能亢进,增加骨吸收,从而引起或加重骨质疏松症。同时补充钙剂和维生素 D 可降低骨质疏松性骨折风险。维生素 D 不足还会影响其他抗骨质疏松药物的疗效。在我国维生素 D 不足状况普遍存在,7 个省份的调查报告显示:55 岁以上女性血清 25OHD 平均浓度为 $18\mu g/L$,61.0% 绝经后女性存在维生素 D 缺乏。2013 版中国居民膳食营养素参考摄入量建议,成人推荐维生素 D 摄入量为 400IU($10\mu g$)/d;65 岁及以上老年人因缺乏日照以及摄入和吸收障碍常有维生素 D 缺乏,推荐摄入量为 600IU($15\mu g$)/d;可耐受最高摄入量为 2000IU($50\mu g$)/d;维生素 D 用于骨质疏松症防治时,剂量可为 800～1200IU/d。对于日光暴露不足和老年人等维生素 D 缺乏的高危人群,建议酌情检测血清 25OHD 水平,以了解患者维生素 D 的营养状态,指导维生素 D 的补充。有研究建议老年人血清 25OHD 水平应达到或高于 75nmol/L($30\mu g/L$),以降低跌倒和骨折风险。临床应用维生素 D 制剂时应注意个体差异和安全性,定期监测血钙和尿钙浓度。不推荐使用活性维生素 D 纠正维生素 D 缺乏,不建议 1 年单次较大剂量普通维生素 D 的补充。

(二)骨质疏松的药物治疗

双磷酸盐类

双磷酸盐是焦磷酸盐的稳定类似物,其特征为含有 P-C-P 基团。是目前临床上应用最为广泛的抗骨质疏松症药物。双磷酸盐与骨骼羟磷灰石的亲和力高,能够特异性结合到骨重建活跃的骨表面,抑制破骨细胞功能,从而抑制骨吸收。不同双磷酸盐抑制骨吸收的效力差别很大,因此临床上不同双磷酸盐药物使用剂量及用法也有所差异。目前用于防治骨质疏松症的双磷酸盐主要包括阿仑磷酸钠、唑来磷酸、利塞磷酸钠、伊班磷酸钠、依替磷酸二钠和氯磷酸二钠等。

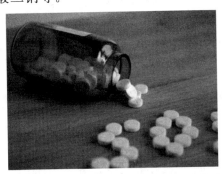

双磷酸盐类药物总体安全性较好,但以下几点值得关注:

1.胃肠道不良反应 口服双磷酸盐后少数患者可能发生轻度胃肠道反应,包括上腹疼痛、反酸等症状。故除严格按说明书提示的方法服用外,有活动性胃及十二指肠溃疡、返流性食管炎者、功能性食管活动障碍者慎用。若存在肠吸收不良,可能影响双磷酸盐的吸收。

2.一过性"流感样"症状 首次口服或静脉输注含氮双磷酸盐可出现一过性发热、骨痛和肌痛等类流感样不良反应,多在用药 3d 内明显缓解,症状明显者可用非甾体抗炎药或其他解热镇痛药对症治疗。

3.肾脏毒性 进入血液的双磷酸盐类药物约 60% 以原形从肾脏排泄,对于肾功能异常的患者,应慎用此类药物或酌情减少药物剂量。特别是静脉输注的双磷酸盐类药物,每次给药前应检测肾功能,肌酐清除率<35mL/min患者禁用。尽可能使患者水化,静脉输注唑来磷酸的时间应不少于15min,伊班磷酸钠静脉输注时间不少于2h。

4.下颌骨坏死(ONJ)　双磷酸盐相关的ONJ罕见。绝大多数(超过90%)发生于恶性肿瘤患者应用大剂量注射双磷酸盐以后,以及存在严重口腔疾病的患者,如严重牙周病或多次牙科手术等。ONJ主要见于使用静脉注射双磷酸盐的肿瘤患者,发生率不等,约1%～15%。而在骨质疏松症患者中,ONJ发病率仅为0.001%～0.01%,略高于正常人群(<0.001%)。对患有严重口腔疾病或需要接受牙科手术的患者,不建议使用该类药物。降低ONJ发生风险的措施:在开始抗骨吸收治疗前完成必要的口腔手术,在口腔手术前后使用抗生素,采用抗菌漱口液,拔牙后正确闭合创面,保持良好的口腔卫生。对存在ONJ高风险患者(伴有糖尿病、牙周病、使用糖皮质激素、免疫缺陷、吸烟等)需要复杂侵入性口腔手术时,建议暂停双磷酸盐治疗3～6个月后,再实施口腔手术,术后3个月如无口腔特殊情况,可恢复使用双磷酸盐。

5.非典型股骨骨折(AFF)　即在低暴力下发生在股骨小转子以下到股骨髁上之间的骨折,AFF可能与长期应用双磷酸盐类药物有关。对于长期使用双磷酸盐患者(3年以上),一旦出现大腿或者腹股沟部位疼痛,应进行双股骨X线摄片检查,明确是否存在AFF,MRI或核素骨扫描均有助于AFF的确诊。长期使用双磷酸盐的患者中(通常3年以上,中位治疗时间7年),AFF风险轻微增加,停用双磷酸盐以后,风险随之下降。AFF在使用双磷酸盐患者中绝对风险非常低(3.2～50例/10万人年),一旦发生 AFF,应立即停止使用双磷酸盐等抗骨吸收药物。

降钙素类

降钙素是一种钙调节激素,能抑制破骨细胞的生物活性、减少破骨细胞数量,减少骨量丢失并增加骨量。降钙素类药物的另一突出特点是能明显缓解骨痛,对骨质疏松症及其骨折引起的骨痛有效。目前应用于临床的降钙素类制剂有两种:鳗鱼降钙素类似物和鲑降钙素。

降钙素总体安全性良好,少数患者使用后出现面部潮红、恶心等不良反应,偶有过敏现象,可按照药品说明书的要求,确定是否做过敏试验。降钙素类制剂应用疗程要视病情及患者的其他条件而定。

2012 年欧洲药品管理局人用药机构委员会通过 Meta 分析发现,长期使用(6 个月或更长时间)鲑降钙素口服或鼻喷剂型与恶性肿瘤风险轻微增加相关,但无法肯定该药物与恶性肿瘤之间的确切关系;鉴于鼻喷剂型鲑降钙素具有潜在增加肿瘤风险的可能,鲑降钙素连续使用时间一般不超过 3 个月。

绝经激素治疗

绝经激素治疗(MHT)类药物能抑制骨转换,减少骨丢失。临床研究已证明 MHT 包括雌激素补充疗法(ET)和雌、孕激素补充疗法(EPT),能减少骨丢失,降低骨质疏松性椎体、非椎体及髋部骨折的风险,是防治绝经后骨质疏松症的有效措施。

绝经妇女正确使用绝经激素治疗,总体是安全的,以下几点为人们特别关注的问题。

1.**子宫内膜癌**　对有子宫的妇女长期只补充雌激素,证实可能增加子宫内膜癌的风险。自20世纪70年代以来,研究表明对有子宫妇女补充雌激素的同时适当补充孕激素,子宫内膜癌的风险不再增加。所以,有子宫的妇女应用雌激素治疗时必须联合应用孕激素。

2.**乳腺癌**　国际绝经学会最新推荐:乳腺癌的相关因素很多,与绝经激素治疗相关的乳腺癌风险很低,小于每年1/1000,且应用5年内没有发现乳腺癌风险增加。美国妇女健康倡议(WHI)研究中,单用雌激素超过7年,乳腺癌风险也没有增加,但雌激素加孕激素组5年后乳腺癌风险有所增加。关于绝经激素治疗的全球共识指出,激素治疗与乳腺癌的关系主要取决于孕激素及其应用时间长短。与合成的孕激素相比,微粒化黄体酮和地屈孕酮与雌二醇联用,乳腺癌的风险更低。乳腺癌是绝经激素治疗的禁忌症。

3.**心血管病疾病**　绝经激素治疗不用于心血管疾病的预防。无心血管病危险因素的女性,60岁以前或绝经不到10年开始激素治疗,可能对其心血管有一定的保护作用;已有心血管损害,或60岁后再开始激素治疗,则没有此保护作用。

4.**血栓**　绝经激素治疗轻度增加血栓风险。血栓是激素治疗的禁忌证。非口服雌激素因没有肝脏首过效应,其血栓风险更低。

5.**体质量增加**　雌激素为非同化激素,常规剂量没有增加体质量的作用。只有当大剂量使用时才会引起水钠潴留、体质量增加。绝经后激素治疗使用的低剂量一般不会引起水钠潴留。雌激素对血脂代谢和脂肪分布都有一定的有利影响。

鉴于对上述问题的考虑,建议激素补充治疗遵循以下原则:①明确治疗的利与弊;②绝经早期开始用(＜60岁或绝经10年之内),收益更大,风险更小;③应用最低有效剂量;④治疗方案个体化;⑤局部问题局部治疗;⑥坚持定期随访和安全性监测(尤其是乳腺和子宫)。⑦是否继续用药,应根据每位妇女的特点,每年进行利弊评估。

选择性雌激素受体调节剂类

选择性雌激素受体调节剂类(SERMs),SERMs不是雌激素,而是与雌激素受体结合后,在不同靶组织导致受体空间构象发生不同改变,从而在不同组织发挥类似或拮抗雌激素的不同生物效应。如SERMs制剂雷洛昔芬在骨骼与雌激素受体结合,发挥类雌激素的作用,抑制骨吸收,增加骨密度,降低椎体骨折发生的风险;而在乳腺和子宫则发挥拮抗雌激素的作用,因而不刺激乳腺和子宫,有研究表明其能够降低雌激素受体阳性浸润性乳癌的发生率。

雷洛昔芬药物总体安全性良好。国外研究报告该药轻度增加静脉栓塞的危险性,国内尚未见类似报道。故有静脉栓塞病史及有血栓倾向者,如长期卧床和久坐者禁用。对心血管疾病高风险的绝经后女性的研究显示,雷洛昔芬并不增加冠状动脉疾病和卒中风险。雷洛昔芬不适用于男性骨质疏松症患者。

甲状旁腺激素类似物

甲状旁腺素类似物(PTHa)是当前促骨形成的代表性药物,国内已上市的特立帕肽是重组人甲状旁腺素氨基端1-34活性片段(rhPTH1-34)。间断使用小剂量PTHa能刺激成骨细胞活性，促进骨形成，增加骨密度，改善骨质量，降低椎体和非椎体骨折的发生风险。

患者对rhPTH1-34的总体耐受性良好。临床常见的不良反应为恶心、肢体疼痛、头痛和眩晕。在动物实验中，大剂量、长时间使用特立帕肽增加大鼠骨肉瘤的发生率。但该药在美国上市后7年骨肉瘤监测研究中，未发现特立帕肽和人骨肉瘤存在因果关系。特立帕肽治疗时间不宜超过24个月，停药后应序贯使用抗骨吸收药物治疗，以维持或增加骨密度，持续降低骨折风险。

锶盐

锶是人体必需的微量元素之一，参与人体多种生理功能和生化效应。锶的化学结构与钙和镁相似，在正常人体软组织、血液、骨骼和牙齿中存在少量的锶。雷奈酸锶是合成锶盐，体外实验和临床研究均证实雷奈酸锶可同时作用于成骨细胞和破骨细胞，具有抑制骨吸收和促进骨形成的双重作用，可降低椎体和非椎体骨折的发生风险。

雷奈酸锶药物总体安全性良好。常见的不良反应包括恶心、腹泻、头痛、皮炎和湿疹，一般在治疗初始时发生，程度较轻，多为暂时性，可耐受。罕见的不良反应为药物疹伴嗜酸性粒细胞增多和系统症状(DRESS)。具有高静脉血栓风险的患者，包括既往有静脉血栓病史的患者，以及有药物过敏史者，应慎用雷奈酸锶。同时，需要关注该药物可能引起心脑血管严重不良反应，2014年欧洲药品管理局发布了对雷奈酸锶的评估公告：在保持雷奈酸锶上市许可的情况下限制该药物的使用，雷奈酸锶仅用于无法使用其他获批药物以治疗严重骨质疏松症患者。用药期间应对这些患者进行定期评估，如果患者出现了心脏或循环系统问题，例如发生了缺血性心脏病、外周血管病或脑血管疾病，或高血压未得到控制，应停用雷奈酸锶。存在某些心脏或循环系统问题，例如卒中和心脏病发作史的患者不得使用本药物。

活性维生素 D 及其类似物

目前国内上市用于治疗骨质疏松症的活性维生素 D 及其类似物有 1α 羟维生素 D_3（α-骨化醇）和 $1,25$ 双羟维生素 D_3（骨化三醇）两种，国外上市的尚有艾迪骨化醇。因不需要肾脏 1α 羟化酶羟化就有活性，故得名为活性维生素 D 及其类似物。活性维生素 D 及其类似物更适用于老年人、肾功能减退以及 1α 羟化酶缺乏或减少的患者，具有提高骨密度，减少跌倒，降低骨折风险的作用。

治疗骨质疏松症时，应用上述剂量的活性维生素 D 总体是安全的。长期使用时，应在医师指导下使用，不宜同时补充较大剂量的钙剂，并建议定期监测患者血钙和尿钙水平。在治疗骨质疏松症时，可与其他抗骨质疏松药物联合应用。

维生素 K 类（四烯甲萘醌）

四烯甲萘醌是维生素 K_2 的一种同型物，是 γ-羧化酶的辅酶，在 γ-羧基谷氨酸的形成过程中起着重要作用。γ-羧基谷氨酸是骨钙素发挥正常生理功能所必需的，具有提高骨量的作用。

RANKL 抑制剂

迪诺塞麦是一种核因子 kappa-B 受体活化因子配体

(RANKL)抑制剂,为特异性 RANKL 的完全人源化单克隆抗体,能够抑制 RANKL 与其受体 RANK 的结合,减少破骨细胞形成、功能和存活,从而降低骨吸收、增加骨量、改善皮质骨或松质骨的强度。现已被美国 FDA 批准治疗有较高骨折风险的绝经后骨质疏松症。

(三)使用抗骨质疏松药物临床关注问题

关于使用抗骨质疏松药物疗程的建议

抗骨质疏松药物治疗的成功标志是骨密度保持稳定或增加,而且没有新发骨折或骨折进展的证据。对于正在使用抑制骨吸收药物的患者,治疗成功的目标是骨转换指标值维持在或低于绝经前妇女水平。患者在治疗期间如发生再次骨折或显著的骨量丢失,则需考虑换药或评估继发性骨质疏松的病因;如果治疗期间发生一次骨折,并不能表明药物治疗失败,但提示该患者骨折风险高。

除双磷酸盐药物外,其他抗骨质疏松药物一旦停止应用,疗效就会快速下降,双磷酸盐类药物停用后,其抗骨质疏松性骨折的作用可能会保持数年。另外,由于双磷酸盐类药物治疗超过 5 年的获益证据有限,而且使用超过 5 年,可能会增加罕见不良反应(如下颌骨坏死或非典型股骨骨折)的风险,建议双磷酸盐治疗 3～5 年后需考虑药物假期。目前建议口服双磷酸盐治疗 5 年,静脉双磷酸盐治疗 3 年,应对骨折风险进行评估,如为低风险,可考虑实施药物假期停用双磷酸盐;如骨折风险仍高,可以继续使用双磷酸盐或换用其他抗骨质疏松药物(如特立帕肽或雷洛昔芬)。

特立帕肽疗程不应超过两年。

抗骨质疏松药物疗程应个体化,所有治疗应至少坚持 1 年,在最初 3～5 年治疗期后,应该全面评估患者发生骨质疏松性骨折的风险,包括骨折史、新出现的慢性疾病或用药情况、身高变化、骨密度变化、骨转换生化指标水平等。如患者治疗期间身高仍下降,则须进行胸腰椎 X 线摄片检查。

关于骨折后应用抗骨质疏松药物

骨质疏松性骨折后应重视积极给予抗骨质疏松药物治疗,包括骨吸收抑制剂或骨形成促进剂等。迄今很多证据表明使用常规剂量的抗骨吸收药物,包括口服或静脉双磷酸类药物,对骨折愈合无明显不良影响。骨质疏松性骨折后,应建议开展骨折联络服务(FLS)管理项目,促进多学科联合诊治骨质疏松性骨折,及时合理使用治疗骨质疏松症的药物,以降低再发骨折的风险。

抗骨质疏松药物联合和序贯治疗

骨质疏松症如同其他慢性疾病一样,不仅要长期、个体化治疗,也需药物联合或序贯治疗。甲状旁腺素类似物等骨形成促进剂获准使用后,药物的序贯或联合治疗更为普遍。目前已有的骨质疏松联合治疗方案,大多以骨密度变化为终点,其抗骨折疗效,尚有待进一步研究。总体来说,联合使用骨质疏松症治疗药物,应评价潜在的不良反应和治疗获益,此外,还应充分考虑药物经济学的影响。联合治疗方案包括同时联合方案及序贯联合方案。根据药物作用机制和特点,对联合用药暂做以下建议。

1.同时联合方案　钙剂及维生素 D 作为基础治疗药物,可以与骨吸收抑制剂或骨形成促进剂联合使用。

不建议联合应用相同作用机制的药物。个别情况为防止快速骨丢失,可考虑两种骨吸收抑制剂短期联合使用,如绝经后妇女短期使用小剂量雌/孕激素替代与雷洛昔芬,降钙素与双磷酸盐短期联合使用。

联合使用甲状旁腺素类似物等骨形成促进剂和骨吸收抑制剂,可增加骨密度,改善骨转换水平,但缺少对骨折疗效的证据,考虑到治疗的成本和获益,通常不推荐。仅用于骨吸收抑制剂治疗失败,或多次骨折需积极给予强有效治疗时。

2.序贯联合方案　尚无明确证据指出禁忌各种抗骨质疏松药物序贯应用。特别是如下情况要考虑药物序贯治疗:①某些骨吸收抑制剂治疗失效、疗程过长或存在不良反应时;②骨形成促进剂(PTH 类似物)的推荐疗程仅为 18～24 个月,此类药物停药后应序贯治疗。推荐在使用甲状旁腺激素类似物等骨形成促进剂后序贯使用骨吸收抑制剂,以维持骨形成促进剂所取得的疗效。

(四)骨质疏松的中医中药治疗

中医学文献中无骨质疏松之名,按骨质疏松症主要临床表现,中医学中相近的病症有骨痿,见于没有明显的临床表现,或仅感觉腰背酸软无力的骨质疏松患者("腰背不举,骨枯而髓减");骨痹,症见"腰背疼痛,全身骨痛,身重、四肢沉重难举"的患者。根据中医药"肾主骨","脾主肌肉"及"气血不通则痛"的理论,治疗骨质疏松症以补肾益精、健脾益气、活血祛瘀为基本治法。中药治疗骨质疏松症多以改善症状为主,经临床证明有效的中成药可按病情选用。可能改善本病证侯的,且药物有效成分较明确的中成药主要包括骨碎补总黄酮,淫羊藿苷和人工虎骨粉。

此外,中药古方青娥丸、六味地黄丸、左归丸、右归丸及CFDA批准具有改善骨质疏松症侯的中成药临床上均可根据中医辨证施治的原则运用。根据2015年12月CFDA发布的《中药新药治疗原发性骨质疏松症临床研究技术指导原则》,中药可以与钙剂和维生素D联用。

近年来,有关服用含有补骨质成分的中药制剂导致肝损伤的报告较多,故建议有肝病的骨质疏松症患者禁用该类制剂。

(五)骨质疏松的康复治疗

运动疗法

运动疗法简单实用,不仅可增强肌力与肌耐力,改善平衡、协调性与步行能力,还可改善骨密度、维持骨结构,降低跌倒与脆性骨折风险等,发挥综合防治作用。运动疗法需遵循个体化、循序渐进、长期坚持的原则。治疗性运动包括有氧运动(如慢跑、游泳)、抗阻运动(如负重练习)、冲击性运动(如体操、跳绳)、振动运动(如全身振动训练)等。我国传统健身方法太极拳等可增加髋部及腰椎骨密度,增强肌肉力量,改善韧带及肌肉、肌腱的柔韧性,提高本体感觉,加强平衡能力,降低跌倒风险。运动锻炼要注意少做躯干屈曲、旋转动作。骨质疏松性骨折早期应在保证骨折断端稳定性的前提下,加强骨折邻近关节被动运动(如关节屈伸等)及骨折周围肌肉的等长收缩训练等,以预防肺部感染、关节挛缩、肌肉萎缩及废用性骨质疏松;后期应以主动运动、渐进性抗阻运动及平衡协调与核心肌力训练为主。

物理因子疗法

脉冲电磁场、体外冲击波、全身振动、紫外线等物理因子治疗可增加骨量；超短波、微波、经皮神经电刺激、中频脉冲等治疗可减轻疼痛；对骨质疏松骨折或者骨折延迟愈合可选择低强度脉冲超声波、体外冲击波等治疗以促进骨折愈合。神经肌肉电刺激、针灸等治疗可增强肌力、促进神经修复，改善肢体功能。联合治疗方式与治疗剂量需依据患者病情与自身耐受程度选择。

作业疗法

作业疗法以针对骨质疏松症患者的康复宣教为主，包括指导患者正确的姿势，改变不良生活习惯，提高安全性。作业疗法还可分散患者注意力，减少对疼痛的关注，缓解由骨质疏松症引起的焦虑、抑郁等不利情绪。

康复工程

行动不便者可选用拐杖、助行架等辅助器具，以提高行动能力，减少跌倒发生。此外，可进行适当的环境改造如将楼梯改为坡道，浴室增加扶手等，以增加安全性。骨质疏松性骨折患者可佩戴矫形器，以缓解疼痛，矫正姿势，预防再次骨折等。

总之，骨质疏松症是慢性病，涉及骨骼、肌肉等多种组织、器官，需要综合防治。在常规药物、手术等治疗的同时，积极、规范、综合的康复治疗除可改善骨强度、降低骨折发生外，还可促进患者生活、工作能力的恢复。

（六）骨质疏松症防治监测

治疗依从性监测

依从性差是骨质疏松症治疗中普遍存在的问题，提高依从性是防治诸如骨质疏松症等慢性无症状性疾病所面临的挑战。因为患者对疾病危害的认知度低，坚持治疗的积极性不够。时间愈久，愈易忽视，依从性越低，影响骨质疏松症的治疗效果。

提高骨质疏松症治疗的依从性需要有效的医患沟通，密切监测，及早发现存在的问题。树立有效治疗可降低骨折风险的信念，有助于维持患者良好的依从性；及时告知患者骨转换生化标志物和骨密度结果，并解释其与骨折风险下降相关，可鼓励患者坚持治疗；应用简便的治疗方案也有助于改善依从性。

骨密度检测在疗效检测中的作用

尽管抗骨质疏松药物的长期抗骨折效力是否取决于其增加和维持骨密度的能力仍存有争议。但临床试验研究已经广泛采用 DXA 检测骨密度作为疗效判断的指标。连续检测骨密度已经成为临床实践中监测疗效的重要手段。

必须强调，使用抗骨吸收药物治疗时，骨密度的变化并非是预测骨折风险下降的敏感指标。研究显示，骨密度增加仅能解释双磷酸盐治疗相关的骨折风险下降的 7%～18% 和雷诺昔芬治疗相关的脊椎骨折风险下降的 4%；而迪诺塞麦治疗 36 个月全髋骨密度变化可解释其降低新发椎体骨折风险的 35% 和降低非椎体骨折风险的 84%。提示骨密度变化对解释骨折风险的下降在不同的药物是不同的,这也表明骨密度以外的其他因素对骨折风险下降可能更重要。早期监测骨密度的变化对预测抗骨吸收药物治疗反应的价值有限。而促骨形成药物治疗时,骨密度的增加对解释临床骨折风险的下降占有更大比重,如特立帕肽引起脊椎骨密度增加可解释脊椎骨折风险下降的30%～41%,骨密度的监测对促骨形成药物治疗疗效评估比抗骨吸收治疗有更大价值。

在治疗期间精确地发现骨密度变化,要求其变化大于测定的精确度误差。从严格的统计学观点看,需监测95%置信区间的最小有意义变化值(LSC),骨密度的变化值至少应为精确度误差的2.77倍。为了将精确度误差降至最低,连续骨密度测量最好在同一台仪器由同一技术员实施。如何评估精确度误差和计算LSC可参见网站。尽管将骨密度变化作为监测疗效的指标仍有争议,但美国国家骨质疏松基金会(NOF)和国际临床骨密度测量学会(ISCD)均推荐骨密度测量为治疗的常规监测指标。NOF建议应每两年进行一次重复测量骨密度,而ISCD提倡首次随访测定应在启动治疗或改变治疗后1年进行。但本指南仍推荐在药物首次治疗或改变治疗后每年、效果稳定后每1～2年重复骨密度测量,以监测疗效。

QCT测量的腰椎体积骨密度(vBMD)可用于监测男女两性与衰老、疾病和治疗相关的骨密度变化,但应根据体模数据建立其精确度。

pDXA、pQCT和QUS测量的外周骨骼并不能如脊椎和髋部对治疗有相同幅度的反应,故目前还不宜用于监测治疗反应。

骨转换标志物在治疗监测中的作用

在抗骨质疏松药物治疗中,BTMs的变化明显早于骨密度。

当用强效的抗骨吸收治疗时,BTMs 快速下降,并于几个月内降至较低平台期,这种 BTMs 短期的下降与后续持久的骨密度变化和骨折风险的下降相关。而对促骨形成药物如特立帕肽,早期的骨形成标志物的升高预示着随后骨密度增加。监测中当患者BTMs 的变化超过 LSC 时,才具临床意义。LSC 是将 BTMs 测定的"精确度误差"乘以 2.77 得到的。为避免 BTMs 生物变异的影响,应采集禁食过夜标本。如重复测定,应在相同时间采集标本并在同一实验室检测。

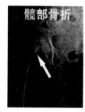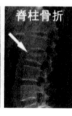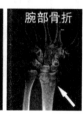

脊椎影像学检查

每年进行精确的身高测定对于判断骨质疏松症治疗疗效非常重要。当患者身高缩短 2cm 以上,无论是急性还是渐进,均应进行脊椎影像学检查,以明确是否有新脊椎骨折发生。在为明确是否有椎体骨折而行首次脊椎影像学检查后,若再次出现提示新发椎体骨折的状况,如身高变矮、出现新的腰背痛、形体变化或在做胸 X 线检查时偶然发现新的脊椎畸形时,应再次行相应的脊椎影像学检查。若患者考虑短暂停药(药物假期),应重复进行脊椎影像学检查以明确有无新发椎体骨折;若治疗期间仍有新发椎体骨折,则表明需要更强的治疗或继续治疗,而不是考虑停药。

（七）分级诊疗

骨质疏松症分级诊疗服务目标

以基层首诊、双向转诊、急慢分治、上下联动作为骨质疏松症分级诊疗的基本诊疗模式，逐步实现不同级别、不同类别医疗机构之间的有序转诊。指导患者合理就医、规范治疗，从而降低骨质疏松症及骨质疏松性骨折的发病率及其所致病死率。

不同医疗机构骨质疏松症分级诊疗流程及分工

分级诊疗流程如图所示，各级医疗机构在骨质疏松症诊疗中分工如下：

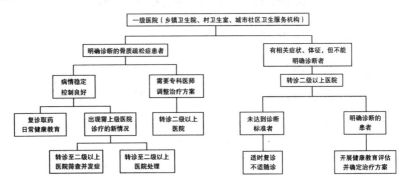

一级医院：乡镇卫生院、村卫生室、社区卫生服务机构等基层医疗卫生机构，通过建立居民健康档案、组织居民健康检查等多种方式开展骨质疏松症高危人群筛查，登记确诊的骨质疏松症患者。开展社区人群骨质疏松症及相关危险因素的健康教育；开展患者随访、基本治疗及康复治疗；对诊断不明者、严重并发症者及时转往上级医院诊疗。

二级医院：负责骨质疏松症临床初步诊断，按照诊疗指南、制定个体化治疗方案；诊断不明及重症者尽快转诊到三级医院诊治，对病情稳定者进行随诊。

三级医院：负责骨质疏松症确诊，根据需要完善相关检查，明确病因。开展综合及规范的治疗。治疗后病情稳定者可以转诊到一、二级医疗机构进行后续治疗、随访及康复。

第八章　骨质疏松症的中医病因病机及其辨证分型

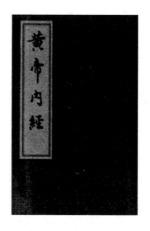

病名

　　骨质疏松症乃现代医学病名,其主要表现为骨痛、身长缩短、驼背畸形、骨折等。祖国医学典籍中虽无骨质疏松症病名之明确记载,然类似该病的症状则早在《黄帝内经》中便有记载,并散见于历代医书的"痿证""痹证""骨伤""腰痛"及"腰背痛"等篇节中。《素问·痿论》篇云:"肾气热……腰脊不举,骨枯而髓减,发为骨痿……",明确提出了"骨痿"之名。后世医家又提到了"骨极""骨枯""骨痹"之名,且其临床表现叙述与现代医学骨质疏松症之腰背痛、身长缩短、驼背、易骨折等症状颇为相似。唐代孙思邈在

《备急千金要方·肾脏·骨极》记载："骨极者,主肾也……若肾病则骨极,牙齿苦痛……不能久立,屈伸不利,身痹脑髓酸……风历骨,故曰骨极。"同篇中亦有"肾主腰脚,肾经虚损,风冷乘之,故腰痛也,又邪客于足少阴之络,令人腰痛引少腹不可以仰息"的记载;宋·窦材辑《扁鹊心书》云"骨缩病此由肾气虚惫,肾主骨,肾水既涸则诸骨皆枯,渐至短缩。"明代秦景明则在《症因脉治》中提到"肾虚劳伤之症腰脊如折……精虚劳伤之症,大骨枯槁尻以代踵,脊以代头";张介宾在《景岳全书·痿证》篇中谈及"……今水不胜火,则骨枯而髓虚……发为骨痿。"故骨质疏松症于祖国医学中当属"骨痿""骨枯""骨极""骨痹"等范畴,其中定性、定位比较准确的当属"骨痿"。

病因病机

关于骨质疏松症的中医病因病机,各医家尚无一致的观点,均有自己的论述,但普遍认为骨质疏松症乃是一个涉及多器官、多脏腑的复杂病变,其发生与肾、脾、肝、血瘀等均有关系,其中肾亏为主要病因,肝虚乃关键因素,脾虚是重要病因,血瘀则为促进因素。

1.肾虚为主要病因 《黄帝内经》中提到"肾藏精,主骨,生髓。""肾者主蛰,封藏之本,精之处也,其华在发,其充在骨。"《医精经义》曰:"……肾主藏精,而精生髓,髓则生骨……髓,由肾所生,精足则髓足,髓含在骨内,髓足继而骨强……"。中医学认为肾为先天之本,主藏精,精生髓,髓藏于骨中,滋养骨骼,故骨为肾所主。肾所藏之精是其主骨功能的重要物质基础,在骨代谢过程中扮演着重要角色,骨的生长发育、强盛衰弱与肾精充足与否关系密切,肾精充足则骨髓生化有源,骨骼得以滋养而强劲有力;肾精亏虚则骨髓生化无源,骨骼失养而痿弱无力,最终导致髓空骨软、骨髓空虚的骨质疏松。现代医学研究证实,肾虚证者确见骨密度明显低下,肾虚可影响钙、磷代谢,进而使骨密度下降,发生骨质疏松症。有研究表明,肾虚可以通过多个途径影响骨代谢:一方面,肾虚可引起内分泌功能紊乱,下丘脑-垂体-靶腺轴(性腺、甲状腺、肾上腺)功能紊乱,免疫力下降,参与骨代谢的局部调节因子功能紊乱;另一方面,肾虚造成体内的微量元素发生变化,血清锌含量降低,从而影响人体生长发育,进而影响骨骼和全身组织的结构和功能。此外,肾虚对骨质疏松症相关基因的表达、调控也有着不良的影响。这些都证明了肾对骨的主导作用,故称肾虚为主。

2.肝虚乃关键因素　骨质疏松与肝生理病理变化关系的论述最早见于《素问·上古天真论》:"七八肝气衰,筋不能动……精少,肾脏衰,形体皆极……令五脏皆衰,筋骨懈堕……"这说明早在先秦时期,先辈已经认识到肝与骨的生长发育有密切关系。张介宾在《景岳全书·非风》一书中也提到"……筋有缓急之病,骨有痿弱之病,总由精血败伤而然……"中医理论认为,肝藏血,主筋,主疏泄,司运动。若肝气充足,筋则有力;肝气衰弱,血不养筋,则动作迟缓不灵活,易于疲劳,不能久立。肝与骨质疏松的关系还体现在肝肾的关系上,肝、肾经脉相连,五行相生,肝为肾之子,肾为肝之母,中医有"肝肾同源、乙癸同源、精血同源"之说。肝主藏血,肾主藏精,肝肾同源,血的生化,有赖于肾中精气的气化;肾中精气的充盛,亦有赖于血液的滋养。若肾中精气充足则血液得以滋养,如肾精亏损,可致肝血不足;反之,肝血不足,亦能引起肾精亏损,肝血不足,筋失所养,肢体屈伸不利,肾精亏虚,髓枯筋燥,痿废不起,而发骨骨痿,即骨质疏松症。由于年老体衰,且妇女一生经、孕、产、乳,数伤于血,若肝藏血功能减退,可形成肝贮存血量不足,而致肝血虚,机体各部分得不到足够的血液营养,气血虚衰同样推动老年性骨质疏松症的演变。现代医学研究证实,慢性肝脏疾病引起的继发性骨质疏松症致病介体包括遗传因素,胰岛素样生长因子-Ⅰ以及各种细胞因子,并且肝脏疾病中降低维生素 D 和使用糖皮质激素有助于恶化骨骼健康。所以,肝虚在骨质疏松的发病过程中同样亦起到了关键的作用。

3.脾虚是重要病因 《内经》中有多篇阐述了脾与骨质疏松形成的密切联系,如《素问·痿论》曰:"脾主身之肌肉,脾健则四肢强劲……脾主腐熟水谷,运化精微,上输于肺,下归于肾。"《素问·太阴阳明论》:"脾病而四肢不用何也……今脾病不能为胃行其津液,四肢不得享水谷气……筋骨肌肉,皆无气以生,故不用焉……"中医学认为脾为"后天之本",主运化,主肌肉四肢,乃气血生化之源。有学者进一步认识到脾虚及肾,进而诱发骨质疏松症,其在《脾胃论·脾胃胜衰论》提到:"……脾病则下流乘肾,土克水,则骨乏无力,足为骨蚀……"也就是说,骨与脾、肾二脏关系密切,肾所藏之精包括先天之精和后天之精,肾为"先天之本",脾为"后天之本",先天之精有赖后天水谷精微的不断充养以滋养骨骼。若脾虚不健,运化水谷失司,枢机不利,则气血生化乏源,血不足以化精,精亏不能灌溉,血虚不能营养,气虚不能充达,无以生髓养骨,致精亏髓空、骨髓失养;另外,脾合肌肉、主四肢,脾虚化源不足,导致肌肉瘦弱,四肢痿废不用,最终导致骨质疏松。现代医学认为中医学中的"脾"除了包括消化系统功能,还与物质代谢系统、免疫系统、神经调节系统、机体循环系统等密切相关,可直接或间接地影响骨钙、Mg、P、蛋白、微量元素 Zn 及氟等骨矿物质的吸收,进而诱发绝经妇女骨质疏松的发生。故而一般将脾虚作为骨质疏松的重要病因。

4.血瘀为促进因素　中医学认为血瘀乃骨质疏松症发病的促进因素。《灵枢·本藏》中论述经脉功能:"……经脉者,所以行气血而营阴阳,濡筋骨,利关节……"可见骨骼也必须依靠经脉中之气血营养,若气血瘀滞,脉络瘀阻,可致筋骨关节失养而出现疼痛、痿废。明代龚廷贤于《寿世保元·戊集五卷》中所述:"痿者,手足不能举动是也,又名软风……此症属血虚。血虚属阴虚,阴虚能生热,热则筋弛……"也就是说,血瘀可致血行不畅,而血虚及血瘀均可诱发骨质疏松。清代王清任认为血瘀亦是骨质疏松症的加重因素,他在《医林改错》一书中谈到"……元气既虚,必不能达于血管,血管无气,必停留而瘀……"。气血是人体一切组织器官生理活动的物质基础,瘀血蓄于体内,壅扼气机,损伤正气,影响脏腑的气化功能,而致脏器愈衰、瘀血聚积的恶性循环,同时妨碍血液中的钙及营养物质正常通过哈佛氏系统进入骨骼,营养骨骼筋肉,影响骨组织间营养物质的代谢吸收,亦可引起或加重肾虚,而致骨骼失养、脆性增加,最终导致骨质疏松症的发生。现代研究表明:微血管改变是瘀血证的病理基础,瘀血是引起骨质疏松性骨痛的重要机制之一,可能与其引起供血不足、微循环障碍,不能正常营养骨组织及神经,而致成骨减少、骨量降低、纤微骨折增加、骨小梁超微结构改变以及骨内压增高等有关。亦有研究证实,血瘀与骨代谢关系密切,是骨质疏松发病的重要病理基础,血瘀可引起骨代谢异常,骨转换和骨量丢失加快,进而发生骨质疏松症。

综上所述,中医理论认为,骨质疏松症的基本病机是以肾精亏虚,骨髓化源不足,不能营养骨骼为主,夹杂肝虚、脾虚、血瘀等其他因素,以肾虚骨骼失养为本,脾胃虚弱、肝虚血瘀为标,乃本虚标实之疾病,其发病非单纯的线性因果关系,而是多虚多瘀、虚中有实、多因多果的关系,这不仅为其病机的经典阐述,亦可作为临床上指导辨证论治的关键认识。

辨证分型

骨质疏松症的中医辨证分型,目前尚缺乏统一的标准,《中医骨伤科学》一书中将骨质疏松症分为肾虚精亏、正虚邪侵、先天不足三组分型。而在实际临床诊疗中,不同医家结合自身经验,对骨质疏松症的中医辨证分型亦有其自身的看法,但究其思虑,无外乎从肝、脾、肾、血瘀着手,医者在实际临床诊疗中不应默守成规,生搬硬套,而应灵活变通,依据患者实际情况进行精确辨证,精准医疗。

第九章　骨质疏松的治疗

骨质疏松的治疗目标是什么

1.减少骨量的进一步丢失。

2.阻止病变发展,增加骨量,提高骨质量。

3.降低骨折危险性。

4.减轻骨痛,改善功能,提高生活质量。

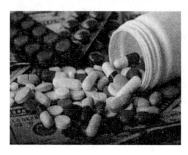

骨质疏松的治疗方法有哪些

1.物理疗法　包括日光浴,紫外线照射等。

2.运动疗法　以徒步行走运动为宜。

3.营养疗法　主要补充蛋白质、维生素 D、维生素 C、维生素 K 及微量元素钙和磷。

4.骨科治疗　运用骨吸收抑制剂、骨形成促进剂和骨矿化促进剂这三类药物治疗。

5.药物治疗　骨质疏松骨折者需整复固定。

骨质疏松要注重调整生活方式吗

1.富含钙、低盐和适量蛋白质的均衡膳食。

2.注意适当户外活动,有助于骨健康的体育锻炼和康复治疗。

3.避免嗜烟、酗酒,慎用影响骨骼代谢的药物。

4.采取防止跌倒的各种措施,如注意是否有增加跌倒危险的疾病和药物,加强自身和环境的保护措施:浴室采用把手及防滑垫,避免使用滑的地毯或垫子,保持日常活动的空间空旷通畅等。

5.我国营养学会推荐成人每日钙摄入量 800 毫克(元素钙量)是获得理想骨峰值,维护骨骼健康的适宜剂量,如果饮食中钙供给不足可选用钙剂补充,绝经后妇女和老年人每日钙摄入推荐量为 1000 毫克。

治疗低骨密度或骨质疏松症预防骨折

2017 年 5 月,美国医师协会(ACP)更新发布了低骨密度或骨质疏松症骨折防治临床实践指南,指南主要推荐意见如下:

建议 1:对于伴有骨质疏松症的女性,ACP 推荐临床医生可以处方阿伦磷酸钠、利塞磷酸钠、唑来磷酸或狄诺塞麦以降低髋部和脊椎骨折风险(级别:强推荐;高质量证据)。

建议 2:ACP 推荐,接受骨质疏松症药物治疗的女性治疗时间应持续 5 年(等级:弱推荐;低质量证据)。

建议 3:ACP 推荐,临床医生可以选择双磷酸盐类药物以降低男性骨质疏松症患者的脊椎骨折风险(级别:弱推荐;低质量证据)。

建议 4:ACP 不推荐女性骨质疏松症患者 5 年药物治疗期间行骨密度监测(等级:弱推荐;低质量证据)。

建议 5:ACP 不推荐绝经后雌激素治疗或绝经后雌激素联合孕激素或雷洛昔芬用于女性骨质疏松症的治疗(等级:强推荐;中等质量证据)。

建议 6:ACP 推荐,对于≥65 岁的女性骨折高危人群,临床医生应该综合考虑患者喜好、骨折治疗风险及获益比及药物治疗成本等因素以决定是否行骨质疏松症的治疗(等级:弱推荐;低质量证据)。

骨质疏松症的中西医治疗

1.祖国医学对骨质疏松的治疗 《素问·宣明五气篇》中记载:"肾主骨。"《医经精义》指出:"肾藏精,精生髓,髓养骨,故骨者,肾之合也,髓者,精之所生也,精足则髓足,髓在骨内,髓足则骨强。"可见肾与骨的关系密切,故治疗骨质疏松的一个思路就是调理肾脏,阴平阳秘,精神乃至,因此辨别阴阳,对症治疗显得尤为重要;脉学中认为:肾中之元阴,当候于左尺;肾中之元阳,当修于右尺,据此张仲景创制左归丸与右归丸,方之功用为填精益髓、滋补肾阳与肾阴,后世医家均以此方为基础加减化裁调理肾脏,在张仲景的左归丸基础上创制的加味左归丸用以治疗骨质疏松症腰背痛,结果显示总有效率达 91.67%,腰背痛症状显著改善,骨密度较治疗前明显增加,有学者对骨质疏松辨证施治也表明左归丸对骨质疏松有较好的疗效;有学者用右归丸合理中丸治疗中老年胸腰椎骨质疏松症,结果总有效率为 93.88%,疗效显著、高于密钙息组的治疗效果。有学者对阳虚型骨质疏松症治疗采用右归丸加四味汤加减治疗,发现骨质疏松好转效果明显;可知左归丸与右归丸治疗滋补肾脏以健骨治疗骨质疏松的思路是可行的。有学者观察补肾养血汤对绝经后骨质疏松症患者的疗效结果,发现患者的 X 片、血清磷酸酶、体内钙离子等有显著差异,有效率达到 90.0%。所以调理肾脏对治疗骨质疏松具有良好的作用。

脾为后天之本,主运化水谷精微,为气血生化之源,《素问·太阴阳明论》:"今脾病不能为胃行其津液,四肢不得禀水谷气,气日以衰,脉道不利,筋骨肌肉,皆无气以生,故不用焉。"有学者经研究表明:脾胃虚弱可能通过直接造成钙、磷、维生素 D 等与骨量相关的营养物质的吸收不良,从而引发骨质疏松。明代薛己《正体类要》中的归脾汤是在严氏《济生方》归脾汤的基础上加当归、远志而成,成为后世调理脾胃的常见药方,郝兰枝使用在此基础上加减而成的补肾健脾汤治疗绝经后骨质疏松症,60 例病人中总有效率达 88.33%,疼痛缓解率达 100%,骨强度较前升高 2%,X 线颈椎腰椎退变未见加重,有效地维持了骨结构,此外伍中庆教授从脾论治骨质疏松症,使用归脾汤作为基础方,加减临症多变强调使用归脾汤加减治疗骨质疏松症主要起到调节机体内在平衡,调动机体功能,全面促进多系统机能的恢复,从而达到阴阳平衡,提高患者生活质量。由此,以归脾汤为例从脾论治骨质疏松具有良好的作用。

瘀血阻络,不通则痛;瘀血阻脉,不能濡养筋骨,骨失荣则枯,不荣则痛,因此瘀血是导致骨质疏松的一个重要因素,现在医学研究表明：瘀血会导致机体微循环障碍，影响细胞之间的物质交换，引起钙的吸收不良抑制骨形成，进而引发骨质疏松。因此治疗骨质疏松可以从淤阻血脉方面考虑，有学者以益肾活血汤为基础方，在中医学理论的指导下根据不同的症型对症治疗，结果显示治疗前后相比有效率达到有效率为 76.19％。有学者对血瘀型采用前期以活血化瘀为主后期以补肾健骨为主治疗骨质疏松效果明显。现代药理学研究表明，活血化瘀药具有调节血液流量，扩张外周血管，降低血管阻力从而改善机体微循环，降低骨内压，抑制血小板聚集，降低血液黏度，防止血栓形成，降低血脂，以及抗炎、镇痛，进而增强细胞对缺氧的耐受力，减轻组织对缺血再灌注的损伤作用。

　　针灸穴位，能够刺激机体的经络系统，产生生物电的活动，调节脏腑及神经系统的功能状态，针灸治疗的信息，通过外周的传入进入中枢神经系统进行整合，并由神经内分泌系统传出信息，作用于机体的靶器官、靶细胞。发挥针灸学的特点和优势，并基于针灸学与生命科学的互动发展，会对医学和生命科学的发展产生重大影响。现如今，在中医学理论的指导下，运用中医思维，针灸在治疗疾病领域取得了显著的发展，同中药治疗骨质疏松的思维一致，治疗肾脏为治疗骨质疏松的第一要义；《医学衷中参西录》中说："肾虚者，其督脉必虚，是以腰疼。"因此，以针刺督脉为主同时配合针刺脾肾经穴位这一简单经济的疗法，对调整内分泌进而促进人体对钙的吸收具有重要意义，有学者等对针灸督脉为主治疗老年性骨质疏松症实验数据表明，包括中途放弃治疗的患者总有效率达 78.6％，并且骨密度在治疗前后亦有提高。有学者在比较温针灸与药物治疗骨质疏松症的疗效试验中，得出温针灸治疗骨质疏松症疗效优于口服维丁钙片,是防治绝经后骨质疏松的有效方法。此外刘献祥等实验也证实针刺、艾灸和雌二醇三者的作用无明显差异,针灸是防治骨质疏松症的有效方法之一。因此针灸能够有效的治疗骨质疏松。

2.西医对骨质疏松的治疗　　骨质疏松的临床表现以疼痛为主此外发生骨折、脊柱变形导致身材缩短、驼背的几率大大增加,不仅仅是生理上的更有心理上的创伤,情绪低落、焦虑、抑郁、食欲差、睡眠质量下降等一系列问题困扰着骨质疏松症患者。其中腰背疼痛最为典型,因此,我们在治疗过程中应该首先止痛从而缓解肌肉痉挛调节人体内环境,进而有利于机体对钙离子等营养元素的吸收,从而为下一步治疗打下基础。

随着医学的发展药物治疗骨质疏松已经达到了一个很高的水平,常见的药物类别有二磷酸盐、降钙素和以雌激素为代表的激素类药物。此类药物作用机理为抑制破骨细胞活性、降低骨转换率、从而提高腰椎和髋部骨密度,降低此二处骨折危险性。二磷酸盐类药物是治疗骨质疏松的首选药物。该类药物可以长期服用并且有效安全。有学者认为唑来磷酸注射液治疗老年骨质疏松性腰背痛疗效明显,可明显缓解疼痛。降钙素与二磷酸盐作用机制类似均是通过抑制破骨细胞活性从而达到治疗骨质疏松的目的,雌激素疗法适用于有绝经后症状(潮热、面部潮红、出汗、心悸),有骨质疏松危险因素以及绝经后早期发生骨质疏松者激素类药物能抑制骨转换阻止骨丢失。临床研究已证明雌激素或雌孕激素补充疗法(ERT 或 HRT)能降低骨质疏松性骨折的发生危险,但是此疗法有一定的禁忌症以及风险,应根据个体进行选择。另外还有选择性雌激素受体调节剂以及骨化三醇等疗法,应在临床上根据实际情况进行对症治疗。

外科手术方面：外科手术在治疗器质性病变具有独特的优势，在医疗技术、器械日益发展的现在，手术经验越来越丰富，手术的适应症越来越多、效果越来越理想。经皮椎体成形术(PVP)及经皮椎体后凸成形术(PKP)是近年发展起来的微创技术，具有创伤小、疗效显著、恢复快等优点能很好地缓解患者的疼痛症状，有学者对86例骨质疏松性压缩骨折患者行PVP和PKP，并精心护埋，经对其临床疗效进行对比研究，效果满意。以此基础上在近年来兴起的膨胀式椎体成形术(Sky)虽然没有确切的适应症，但是与上面两种手术相比其具有安全、简便以及低价的优势；Sky主要的特点为可以多方面膨胀，使椎体受压均匀、更容易撑开，能够将骨水泥推至椎体深处，从而极大减少骨水泥渗漏机会。因此，对生活要求较高以及骨质疏松比较严重的患者应该考虑外科手术治疗。

3.中西医结合治疗骨质疏松　现在随着生活水平的提高以及人们对生活质量要求越来越高的背景下，运用多种方法治疗疾病以取得最优的疗效成了医学界研究的热点所在，其中最为主要的思路就是中西医结合保守治疗疾病，有学者在80例老年骨质疏松患者随机分组，并分别以西医与中西医治疗的试验中得到结果：试验组总有效率(87.50%)高于对照组总有效率(62.50%)，从而推导出"中西医结合治疗老年骨质疏松患者的临床效果显著，值得借鉴"的结论；有学者同样也证实了中西医结合治疗骨质疏松能够提高疗效、促进患者康复、提高生活质量。因此，我们在治疗骨质疏松中应该结合中医与西医进行全方位多层次的治疗。

治疗骨质疏松症的西药分哪几类

目前用于治疗骨质疏松症的西药,从药物的作用机制上来看,可分为以下几类:

①骨吸收抑制剂:雌激素类、降钙素、双磷酸盐类;②骨形成刺激剂:甲状旁腺激素类似物、氟化物。③骨矿化促进剂:钙剂、维生素 D 及其衍生物。④其他:锶盐、维生素 K 等。

雌甾烷　　　　雌二醇　　　　雌酮　　　　雌三醇

什么是激素治疗

激素替代治疗是指通过补充激素来治疗激素分泌减退或者缺乏所引起的疾病的治疗方法。广义上的激素替代疗法涵盖所有的激素。狭义上的激素替代疗法多是针对女性激素,特别是指雌激素替代疗法。它是一种治疗方法,能有效地纠正与雌激素分泌不足有关的健康问题。骨质疏松症是严重威胁绝经后妇女健康的代谢性骨病,有人报道 25%～40% 的绝经妇女存在自发性骨折,其原因与绝经后雌激素缺乏引起的骨质疏松症和非外伤性骨折有关。由于雌激素水平下降而导致骨代谢加速,使骨吸收大于骨形成,骨密度降低,并随着绝经后年龄增长,骨质丢失越多,即发生骨质疏松症,除出现腰背疼痛,脊椎骨压缩引起身材变矮、驼背及行走困难外,还会发生自发性骨折,大大影响生活质量,如能在较早期或长期应用雌激素替代治疗,补充体内缺乏的雌激素,就可有效地预防骨质丢失,减少骨质疏松症和自发性骨折的发生。

性激素分哪几类

性激素包括雌激素、孕激素和雄激素。目前3种激素都有天然和合成的制剂应用于临床。天然的激素比合成的激素对肝脏影响小,较符合生理,也便于监测。性激素的分类和选择如下:

1.雌激素　雌激素包括雌酮(E_1)、雌二醇(E_2)、雌三醇(E_3)。体内活性最强的是雌二醇,其次是雌酮,最弱的是雌三醇。雌二醇的药物产品如乙炔雌二醇活性强,小剂量就可以缓解患者更年期综合征症状,但不宜长期和大量使用;乙炔雌三醇环戊醚即临床常用的尼尔雌醇,其雌激素活性较强且长效,应用较为广泛。临床应用首选天然雌激素,如结合雌激素、戊酸雌二醇、雌三醇等。

2.雄激素　雄激素包括睾酮(T)、雄烯二酮(A)、双氢睾酮(双氢T)、去氧表雄酮(DHEA)等。

3.孕激素　天然的孕激素是指孕酮,合成的孕激素有两种,一种有较强的抗雌激素作用,如醋甲孕酮(安宫黄体酮)、醋甲地孕酮(妇宁)和醋酸环丙孕酮等;另一种有不同程度的雌激素活性,常用的有炔诺酮(妇康)及左旋18甲诺酮。使用上优先选用天然孕酮及17α-羟孕酮衍生物,如醋甲孕酮(安宫黄体酮)。

哪些人需要使用雌激素治疗骨质疏松症

(1)用于治疗绝经后妇女,骨钙快速流失者与有骨质疏松发生的高危因素者。

（2）围绝经期妇女出现低骨量，骨密度低于正常成年妇女1～2个标准偏差（SD）者。

（3）卵巢功能早衰或人工绝经者，如手术切除双侧卵巢者。

（4）先天性卵巢功能发育不全或继发下丘脑-垂体促性腺功能低下，如运动性闭经、神经性厌食、高泌乳素血症等。

（5）瘦小型妇女或有骨质疏松家族病史者。

哪些人不适宜用雌激素治疗

（1）雌激素依赖性肿瘤，如有或怀疑有子宫内膜癌、乳腺癌患者。

（2）雄激素可能促生长的肿瘤，如肝、肾肿瘤、黑色素瘤等。

（3）孕激素可能促生长的肿瘤，如脑膜瘤等。

（4）血卟啉症。

（5）结缔组织病，如红斑狼疮、骨硬化症等。

（6）严重肝、肾功能障碍以及不明原因的阴道出血等。

（7）心血管或脑血管疾病，如血栓性静脉炎、血栓栓塞等。

（8）对患有子宫内膜异位症、子宫肌瘤、高血压、糖尿病、严重缺血性心脏病、偏头痛、癫痫、严重的乳腺纤维瘤、严重胆囊疾病、慢性肝病，以及有乳腺癌家族史者，经权衡利弊后，可在医师的指导与监测下谨慎使用。

常用雌激素药物有哪些

目前常用的雌激素有结合雌激素（倍美力）、尼尔雌醇（维力安）、替勃龙（利维爱）、雌二醇（诺坤复）、盖福润、戊酸雌二醇、选择性雌激素受体调节剂、经皮肤或阴道黏膜吸收的雌激素制剂等。

结合雌激素

【商品名】　倍美力。

【药理作用】　雌激素对女性生殖系统和第二性征的发育及维持有非常重要的作用。雌激素通过直接作用使子宫、输卵管和阴道生长发育。雌激素与其他激素,如脑垂体激素和黄体酮,共同通过促进乳腺管生长、基质发育和脂肪合成使乳房增大。雌激素与其他激素有错综复杂的相互关系,尤其是与黄体酮,在排卵周期和妊娠过程中,可影响脑垂体促性腺激素的释放。雌激素有助于骨骼成形,维持女声及保持泌尿生殖器结构的弹性。雌激素可促使长骨骨骺发生变化,从而影响青春期生长和结束,并使乳晕和阴道色素沉着。

对 97% 的心血管疾病低危白种人群中进行的临床研究结果表明,倍美力可明显增加 HDL-C,并明显减少 LDL-C。

【适应证】

(1)治疗中、重度与绝经相关的血管舒缩症状。

(2)治疗外阴和阴道萎缩。

(3)预防和控制骨质疏松症。当仅为预防和控制骨质疏松症,应仅在有明显骨质疏松危险的妇女,并且被认为不适合非雌激素疗法者才考虑使用。

(4)治疗因性腺功能减退、去势或原发性卵巢功能衰退所致的雌激素低下症。

(5)治疗适当选择的女性和男性转移性乳腺癌(仅作症状缓解用)。

(6)治疗晚期雄激素依赖性前列腺癌(仅作症状缓解用)。

【用法用量】

(1)治疗中、重度与绝经相关的血管舒缩症状和/或外阴和阴道萎缩

当仅为了治疗外阴和阴道萎缩症状,应考虑阴道局部用药的产品。应该给患者使用最低的有效剂量。通常宜每日 0.3mg 倍美力开始,随后剂量的调整要根据患者个体反应,医生应该定期对药物剂量进行重新评价,决定治疗是否仍然必要。

根据患者个体情况及医疗需要,倍美力治疗可以采用不间断用药或周期性用药方案(如服药 25 天,随后停药 5 天的疗法)。

(2)预防和控制骨质疏松症

当仅为了预防和控制骨质疏松症,应仅在有明显骨质疏松危险的妇女和被认为不适合非雌激素疗法的妇女才考虑使用。应该给患者进行最低的有效剂量治疗,通常宜从每日 0.3mg 倍美力开始,随后的剂量要基于患者个体临床反应和骨矿物质密度的反应进行调整。剂量应该由医生定期进行评价,决定治疗是否仍然必要。

根据患者个体情况及医疗需要,倍美力可以采用不间断的连续疗法,或者周期性用药方案(如服药 25 天,随后停药 5 天的疗法)。

(3)治疗因性腺功能减退、去势或原发性卵巢功能衰退所致的雌激素低下症

女性性腺功能减退:每天 0.3mg 或 0.625mg,周期性服用(如服药 3 周停药 1 周)。根据症状的轻重程度和子宫内膜的反应进行剂量调整。

对因女性性腺功能减退引起的青春期延迟的临床研究中,用

0.15mg 的低剂量就可诱导乳房发育。在 6～12 个月的间期,剂量可以逐渐上调,直至达到适当骨龄增加和骨骺闭合。已有数据提示,配合序贯使用孕激素,长期服用 0.625mg 的倍美力,足以产生人工周期,并可在骨骼成熟后保持骨矿物质密度。

去势或原发性卵巢功能衰退:每天 1.25mg,周期性服用。根据症状严重程度和患者的反应,上下调整剂量。为保持疗效,可将剂量调整到有效控制病情的最低剂量。

(4)治疗适当选择的女性和男性转移性乳腺癌患者(仅用于缓解症状)

建议每天 3 次,每次 1.25mg,疗效可根据磷酸酶检测结果和患者症状的改善情况来判断。

患者应该定期接受医师的评估,以决定继续对症治疗的必要性。

【禁忌证】

(1)诊断不明的生殖器官异常出血。

(2)已知、怀疑或曾患乳腺癌,除适当选择的正在进行转移性乳腺癌治疗的患者。

(3)已知或怀疑雌激素依赖的新生物(肿瘤如子宫内膜癌和子宫内膜增生)。

(4)活动性深静脉血栓、肺栓塞或有此类病史。

(5)活动性或新近发生的(如过去一年内)动脉血栓栓塞性疾病(如中风和心肌梗死)。

(6)肝功能检查不能恢复到正常的肝功能不全或肝脏疾病。

(7)倍美力不能用于已知对其成分有超敏反应的病人。

(8)已知或怀疑妊娠。倍美力不能用于孕妇。

【药物相互作用】

(1)加速了凝血酶原时间,部分促凝血酶原激酶时间和血小板凝集时间;升高了血小板计数;增加了Ⅱ因子、Ⅶ因子抗原,Ⅷ因子抗原,Ⅷ因子凝集活性,Ⅸ、Ⅹ、Ⅻ、Ⅶ-Ⅹ因子复合物,Ⅱ-Ⅶ-Ⅹ因子复合物,β血小板球蛋白;降低了抗Xa和抗凝血酶Ⅲ水平,降低了抗凝血酶Ⅲ活性;增加了纤维蛋白原和纤维蛋白原活性;增加了纤溶酶原抗原和活性。

(2)增加的甲状腺结合球蛋白(TBG)可使循环中总甲状腺激素增加,后者用蛋白结合碘(PBI)测定,增加了T_4水平(用放射免疫法)或T_3水平(用放射免疫法测定)。而T_3树脂摄取下降,反映TBG升高。游离T_3和游离T_4浓度则未变。

(3)血清中其他结合蛋白,即皮质类固醇结合球蛋白(CBG)和性腺激素结合球蛋白(SHBG)可能升高,分别使循环中皮质类固醇和性类固醇升高。游离和具生物学活性的激素浓度不变。其他血浆蛋白亦可能升高(血管紧张素原/肾素底物,α1抗胰蛋白酶,血浆铜蓝蛋白)。

(4)HDL和HDL-2浓度升高,LDL-胆固醇浓度降低,TG水平升高。

(5)葡萄糖耐量降低。

(6)对美替拉酮试验反应下降。

(7)血清中叶酸盐浓度下降。

【不良反应】

(1)泌尿生殖系统:阴道出血形式改变、异常撤退性出血、出血改变,突破性出血,点状出血,子宫平滑肌瘤体积增大;阴道念珠菌病;宫颈分泌物量的改变。

（2）乳房：触痛，增大。

（3）胃肠道：恶心，呕吐，腹绞痛，腹胀，胆汁郁积性黄疸，胆囊疾病发生率增加，胰腺炎。

（4）皮肤：停药后黄褐斑或黑斑病持续存在，多形红斑；红斑结节，红斑疹，头发脱落，妇女多毛症。

（5）心血管：静脉血栓栓塞，肺栓塞。

（6）眼：角膜弯曲度变陡，对隐形眼镜耐受性下降。

（7）中枢神经系统：头痛，偏头痛，头晕，精神抑郁，舞蹈病。

（8）其他：体重增加或减轻，糖耐量下降，卟啉症加重，水肿，性欲改变。

【规格】　片剂：0.625mg。

替勃龙

【商品名】　利维爱。

【药理作用】　本品能够稳定妇女在更年期卵巢功能衰退后的下丘脑-垂体系统，这一中枢作用是本品所具有的多种激素特性的综合结果，即本品兼有雌激素活性、孕激素活性及弱雄激素活性。

本品口服后迅速代谢成三种化合物导致其药理作用的发生。$3\alpha\text{-OH}$ 及 $3\beta\text{-OH}$ 代谢物主要具有雌激素活性，$\Delta 4$-异构体和母体化合物主要具有孕激素和雄激素活性。本品具有明显的组织特异性作用，在骨、大脑的体温中枢（潮热）和阴道表现为雌激素作用；在乳房组织表现为明显的孕激素和抗雌激素作用；在子宫内膜表现为微弱的雄激素和孕激素作用。

本品在每天口服 2.5mg 剂量时，能够抑制绝经后妇女的促性腺激素水平和抑制生育期妇女的排卵。此剂量刺激绝经后妇女的内膜。仅有极少数病人出现轻度增殖;其增殖的程度并不随着服药时间的延长而增加。同时也观察到本品对阴道黏膜的刺激作用。

同样剂量的本品具有抑制绝经后妇女骨丢失的作用。对绝经期症状,特别是血管舒缩症状,如潮热、多汗等均有明显缓解。

【适应证】 治疗妇女自然绝经和手术绝经所引起的低雌激素症状。对于所有患者,应根据对患者的总体风险评估情况决定是否处方本品治疗,对于 60 岁以上的病人,尚应考虑脑卒中的风险。

【用法用量】 一次 1 片,一日 1 次,老年人不必调整剂量,应用水或其他饮料冲服。最好每天在同一时间服用。

服用替勃龙开始或维持治疗绝经症状,应使用最小剂量持续最短时间。

服用替勃龙治疗不应加用孕激素。

★起始治疗

自然绝经的妇女应在末次月经至少 12 个月后开始服用替勃龙治疗。如为手术绝经,可以立即开始服用替勃龙治疗。

在继续或停用 HRT(激素替代治疗)期间,出现任何不明原因的不规则阴道出血均应查明原因,排除恶性肿瘤后,再开始服用替勃龙治疗。

★从 HRT 制剂序贯联合治疗或连续联合治疗转换

如果从序贯联合治疗转换为替勃龙治疗,应从完成先前治疗方案后一天开始治疗。如果从连续联合 HRT 制剂转换,则随时可开始服用替勃龙治疗。

★漏服

如果未超过 12 小时,应尽快补服漏服剂量;如已超过 12 小时，则忽略漏服剂量，正常服用下一剂量。漏服会使出血和点滴出血的可能性升高。

【禁忌证】

(1)怀孕期和哺乳期妇女禁用。

(2)原已确诊乳腺癌或怀疑乳腺癌。

(3)已确诊或怀疑雌激素依赖性恶性肿瘤（如子宫内膜癌）。

(4)不明原因的阴道出血。

(5)未治疗的子宫内膜增生。

(6)先天的或新近的静脉血栓（深静脉血栓、肺栓塞）。

(7)活动的或近期的动脉血栓性疾病如心绞痛、心肌梗死、脑卒中或短暂性脑缺血发作（TIA）。

(8)急性肝脏疾病，或有肝脏疾病史，肝功能实验室检查未恢复正常者。

(9)已知对替勃龙或片剂中其他成分过敏者。

(10)卟啉症。

【药物相互作用】　由于替勃龙可升高纤维蛋白溶解的活性，可能会使抗凝剂的作用增强。这种效果已通过与华法林合用证实。因此，同时使用替勃龙和华法林应给予监测，尤其在开始或停止合用替勃龙治疗时，根据检测结果调整华法林剂量。

体内研究表明，同时使用替勃龙会中等程度影响细胞色素P4503A4底物咪达唑仑的药代动力学。基于此种结果，估计本品与其他CYP3A4底物有相互作用，但是，临床相关性则取决于合用底物的药理和药代性质。

【不良反应】

(1)胃肠道：下腹痛。

（2）生殖系统和乳房：乳房不适、乳头疼痛、乳腺癌、阴道真菌感染、子宫内膜壁增厚、生殖器瘙痒、阴道出血、盆腔疼痛、子宫颈异常、生殖器异常分泌物、外阴阴道炎、子宫内膜癌。

【规格】　片剂：2.5mg。

雌二醇

【商品名】　诺坤复。

【药理作用】

（1）促使子宫内膜增生；

（2）增强子宫平滑肌的收缩；

（3）促使乳腺导管发育增生，但较大剂量能抑制垂体前叶催乳素的释放，从而减少乳汁分泌。

（4）抗雄激素作用；

（5）降低血中胆固醇，并能增加钙在骨中的沉着。

（6）可从胃肠道和皮肤吸收，但口服易被破坏，因此主要采用肌注和外用。外用时雌二醇从皮肤渗透直接进入血液循环，可避免肝脏首过代谢作用，且不损害肝功能。该品在体内代谢为活性较弱的雌酮及雌三醇，并与葡萄糖醛酸和硫酸结合后灭活，从尿中排泄。

【适应证】

（1）补充雌激素不足。常用于治疗女性性腺功能不良、双侧卵巢切除术后、萎缩性阴道炎、外阴干燥、更年期综合征如潮热、出汗和精神、神经症状等。

（2）采用雌激素治疗转移性乳腺癌，40％可以达到缓解。

（3）用以治疗晚期前列腺癌，症状明显改善，疼痛减轻，睾丸摘除后再加用雌激素治疗。

（4）防止骨质疏松，用于停经早期预防由于雌激素缺乏而引起的骨质快速丢失。

（5）治疗痤疮（粉刺），在男性可用于较重的病例，在女性可选用雌、孕激素复合制剂。

（6）白细胞减少症，用于恶性肿瘤经化疗或放疗引起的白细胞减少症，有明显升高白细胞的效果。

（7）用作事后避孕药。

【用法用量】

（1）口服雌二醇片：一日 1 片，如是有子宫的妇女，应加用孕激素。

（2）外用：雌二醇凝胶 1.25～2.5g（含雌二醇 0.75～1.5mg），一日 1 次，涂抹下腹部、臀部、上臂、大腿等处皮肤。

（3）肌内注射：①功能性子宫出血：每日肌内注射 4～6mg，止血后逐渐减量至每日 1mg，持续 21 日后停用，在第 14 日开始加黄体酮注射，每日 10mg。②人工月经周期：于出血第 5 日起每日肌内注射 1mg，共 20 日，注射第 11 日时起，每日加用黄体酮 10mg 肌内注射，两药同时用完，下次出血第 5 日再重复疗程，一般需用 2～3 个周期。

（4）贴片的用法：贴片每日释放 50μg。揭去贴片上的保护膜后，直接贴在清洁干燥、无外伤的皮肤上，一般选择部位为下腹或臀部。周效片应 7 日换一次新的贴片，并更换贴片部位，不重复在相同皮肤部位贴片。3～4 日片应贴片后 3～4 日换用一次，一周内用 2 片。连续使用 4 周为一用药周期，并于使用周期的后 10～14 日加用醋酸甲羟孕酮 4mg，一日 1 次，连续 10～14 日。

【禁忌证】

（1）下列情况应禁用：①妊娠期和哺乳期。全身用药可能导致胎儿畸形，阴道用药也应注意。用药后所生女婴有发生生殖道异常,罕见病例在育龄期有发生阴道癌或宫颈癌。雌二醇可经乳腺进入乳汁而排出,并可抑制泌乳,哺乳期妇女禁用。②已知或怀疑患有乳腺癌,用来作为治疗晚期转移性乳腺癌时例外;③已知或怀疑患有雌激素依赖肿瘤;④急性血栓性静脉炎或血栓栓塞;⑤过去使用雌二醇时,曾伴有血栓性静脉炎或血栓栓塞史,用以治疗晚期乳腺癌及前列腺癌时例外;⑥有胆汁郁积性黄疸史;⑦未明确诊断的阴道不规则流血;⑧肝肾功能不全者;⑨雌二醇依赖型癌、子宫癌、乳腺癌。

(2)下列疾病应慎用:①哮喘;②心功能不全;③癫痫;④精神抑郁,偏头痛;⑤肾功能不全,雌二醇可使水潴留加剧;⑥甲状腺疾病;⑦糖尿病;⑧良性乳腺疾病;⑨脑血管疾病;⑩冠状动脉疾病;⑪子宫内膜异位症,子宫肌瘤;⑫胆囊疾病或胆囊病史,尤其是胆结石;⑬肝功能异常;⑭血钙过高,伴有肿瘤或代谢性骨质疾病;⑮高血压;⑯妊娠时黄疸或黄疸史,雌二醇有促使肝损复发的危险性。

【不良反应】

(1)不常见或罕见:①不规则阴道流血、点滴出血,突破性出血、长期出血不止或闭经;②困倦;③尿频或小便疼痛;④严重的或突发的头痛;⑤行为突然失去协调,不自主的急动作(舞蹈病);⑥胸、上腹(胃)、腹股沟或腿痛,尤其是腓肠肌痛,臂或腿无力或麻木;⑦呼吸急促,突然发生,原因不明;⑧突然语言或发音不清;⑨视力突然改变(眼底出血或血块);⑩血压升高;⑪乳腺出现小肿块;⑫精神抑郁;⑬眼结膜或皮肤黄染,肝炎或胆道阻塞;⑭皮疹;⑮黏稠的白色凝乳状阴道分泌物(念珠菌病)。

(2)常见:但常在继续用药后减少:①腹部绞痛或胀气;②胃

纳不佳;③恶心;④踝及足水肿;⑤乳房胀痛或(和)肿胀;⑥体重增加或减少。可有恶心,呕吐,乳房胀,局部疼痛,子宫内膜过度增生。本品中含乙醇成分,对皮肤无过敏,若接触黏膜部位,会出现刺激现象。

【注意事项】　皮肤涂抹或使用贴片时:①勿涂抹或贴在乳房或外阴。②患有皮肤病和皮肤过敏者不宜使用。③应注意贴片脱落。不宜在热水盆浴浸泡时间过长,避免直接搓擦贴片部位皮肤,脱落后应换新片。贴用时间与脱落片时间一致,按原定日期换片。

【给药说明】

(1)应与孕激素联合应用,以对抗单纯雌激素引起的子宫内膜过度增生而导致腺癌。联合应用方法有两种:①序贯连续应用。②联合连续应用。绝经时间较短的妇女可用第一种方法,绝经较久的妇女可用后一种方法以减少前一种方法引起的子宫周期性出血。

(2)雌二醇凝胶使用时间最好在每日早晨或晚间沐浴后,涂药后稍等片刻,等药物干后再穿内衣。

【规格】

(1)雌二醇片:1mg。

(2)微粒化 17β 雌二醇片:1mg;2mg。

(3)苯甲酸雌二醇注射液:1ml:1mg;1ml:2mg。

(4)雌二醇凝胶:0.06%(1g 凝胶含雌二醇 0.6mg)。

(5)雌二醇控释贴片:①周效片:4.0cm×2.6cm 含 2.5mg;②3～4 日效片:4.0cm×2.6cm 含 4mg。

戊酸雌二醇

【商品名】　补佳乐。

【药理作用】　戊酸雌二醇为天然雌二醇的戊酸盐,具有雌二醇的药理作用,能促进和调节女性生殖器官和副性征的正常发育。

【适应证】

(1)补充雌激素不足,如闭经后骨质疏松症、萎缩性阴道炎、女性性腺的功能不良、外阴干枯症、绝经期血管舒缩症状、卵巢切除、原发卵巢衰竭等。

(2)晚期前列腺癌(乳腺癌、卵巢癌患者禁用)。

(3)与孕激素类药合用,能抑制排卵,可作避孕。

【用法用量】

口服给药。剂量根据个体调整,一般每日 1 片。

(1)根据临床情况,调整个体所需的剂量:一般而言,出现乳房发胀,易激惹的感觉表明剂量太高。如果选择的剂量尚未缓解雌激素缺乏的症状,必须增加剂量。

(2)戊酸雌二醇片 1mg 可以根据下面的治疗方案给药。

①间断治疗(周期性)连续 20～25 天后,中断所有治疗 5～6 天,在这一间期内将会发生撤退性出血。

②连续性,无任何治疗中断。

(3)对于做过子宫切除手术的妇女,如果在停药间期内出现雌激素缺乏症状的再次显著的反跳,提示可能适于给予连续性、非周期性的治疗。

(4)对于没有切除子宫的妇女,每个周期必须加用至少 12 天的孕激素治疗,以防止出现雌激素引起的子宫内膜过度增生。

(5)使用孕激素的序贯治疗必须按照下列方案进行。

①如果以连续方式给予治疗,推荐每月至少服用 12 天的孕

激素。

②如果以间断方式给予治疗,至少在雌激素治疗的最后 12 天内给予孕激素治疗。这样,在每个周期的停药间期内,不给予任何激素治疗。

(6)在两种情况下,孕激素治疗停止后可能发生出血。应该定期(每 6 个月)进行利弊权衡再评估,以便在需要时调整或放弃治疗。

①在整个戊酸雌二醇片 1mg 治疗期间。

②由其他激素治疗转换到戊酸雌二醇片 1mg。

③或遵医嘱。

【禁忌证】　见"雌二醇"。

【药物相互作用】

(1)与抗凝药同用时,戊酸雌二醇可降低抗凝效应,必须同用时,应调整抗凝药用量。与卡马西平、苯巴比妥、苯妥英钠、扑米酮、利福平等同时使用,可减低戊酸雌二醇的效应,这是由于诱导了肝微粒体酶,增快了戊酸雌二醇的代谢所致。

(2)与三环类抗抑郁药同时使用,大量的戊酸雌二醇可增强抗抑郁药的不良反应,同时降低其应有的效应。与抗高血压药同时用,可减低抗高血压的作用,降低他莫昔芬的治疗效果,增加钙剂的吸收。

【不良反应】

(1)不常见或罕见的不良反应:①不规则阴道流血、点滴出血、突破性出血、长期出血不止或闭经;②困倦;③尿频或小便疼痛;④严重的或突发的头痛;⑤行为突然失去协调,不自主的急动作(舞蹈病);⑥胸、上腹(胃)、腹股沟或腿痛,尤其是腓肠肌痛,臂或腿无力或麻木;⑦呼吸急促,常常突然发生,原因不明;⑧突然语言或发音不清;⑨视力突然改变(眼底出血或血块);⑩血压升高;⑪乳腺出现小肿块;⑫精神抑郁;⑬眼结膜或皮肤黄染,肝炎或胆道阻塞;⑭皮疹;⑮黏稠的白色凝乳状阴道分泌物(念珠菌病)。

(2)较常发生,但常在继续用药后减少:①腹部绞痛或胀气;②胃纳不佳;③恶心;④踝及足水肿;⑤乳房胀痛或(和)肿胀;⑥体重增加或减少。可有恶心,头痛,乳房肿胀。

【规格】　片剂:1mg。

使用雌激素应注意哪些问题

(1)雌激素治疗骨质疏松,容易产生女性生殖器官的刺激症状,如白带增多,乳房肿胀、乳房疼痛,子宫不规则出血等。其发生率约为10%～20%。长期使用有提高乳腺癌、子宫内膜癌发生率的可能。其危险性可随用药时间与药物剂量的增加而增加,故采用雌激素替代疗法应在医师的指导下进行,并定期进行妇科检查与生化检测。

(2)雌激素与雄激素或孕激素联合使用,可减少发生子宫内膜癌的危险性,与钙剂或维生素 D 等合用,可减少雌激素的剂量,既可通过药物的协同作用,提高对骨质疏松症的治疗效果,又可减少雌激素的副作用。

(3)使用雌激素治疗要因人而异,要尽量采用低剂量。剂量过大,诱发其他疾病的危险性也随之增加,但剂量过小则不能起到减少骨矿物流失与防治骨质疏松的作用。

(4)雌激素与孕激素使用,可增加骨形成,降低骨吸收,以达到正钙代谢的平衡,并可使乳腺癌与子宫内膜癌的发生率明显下降。

治疗骨质疏松症为何使用孕激素

孕激素类药,常用的有黄体酮,也有合成孕激素安宫黄体酮、甲地孕酮、醋酸环丙孕酮等。孕激素与雌激素制剂合用,可增加骨形成,维持低的骨吸收以达到正钙平衡。长期使用雌激素发生子宫癌、乳腺癌的危险性高,但与黄体酮合用可减少癌症发生率。

治疗骨质疏松症为何使用雄激素

男性自10岁起血中睾酮浓度逐渐升高,青春期达高峰,此后一段时间维持相对稳定,40～50岁后开始下降,65岁以后下降更明显。动物实验证实,雄性大鼠去势后28周,出现睾酮水平骤降至低水平,骨量降低,骨生物学性能受损,骨小梁疏松、变细。Stepan等对12例睾丸切除病人长期随访,发现腰椎骨密度呈进行性减低,生化检查提示骨吸收明显增强。多项研究已证实随年龄增加而发生的骨丢失及骨折与睾酮水平下降密切相关。

在成骨细胞表面存在雄激素受体,并已证实雄激素是通过与其受体结合而影响成骨细胞功能的。其可促进成骨细胞增生、合成与分泌各种细胞因子,产生骨基质蛋白。

常用的雄激素药物有哪些

常用雄激素制剂有:

甲睾酮(甲基睾丸素)可用于治疗骨质疏松症与子宫内膜异位症,每日口服或舌下含服5mg,可连续服用3～6个月。男性雄激素缺乏症开始时每日30～100mg,维持量为每日20～60mg。

丙酸睾丸素可用作老年性骨质疏松症的治疗,每次肌注25mg,每周2～3次,连续治疗3～6个月。

应用雄激素可引起女性男性化,如痤疮、多毛、闭经、乳腺退化、性欲改变、声音变粗等,也可出现黄疸、肝脏损害、头昏等不良反应,一旦发现上述不良反应,应及时停药。也有可能出现过敏反应,也应及时停止治疗。对肝、肾功能不全者应慎用,前列腺癌患者、孕妇及哺乳期妇女不宜使用。

另外还可选用苯丙酸诺龙(多乐宝灵)、羟甲烯龙(康复龙)、司坦哆醇(康力龙)等雄激素经结构改造后的衍生物,该类药物的雄激素活性得以减弱,而蛋白同化作用得以保留,具有使钙、磷沉积,促进骨组织生长的作用,而妇女使用后,男性化的体征可得以遏制。但该类药物长期使用后可引起黄疸及肝功能障碍,也可使水钠潴留而引起水肿,故宜在医师的指导下应用。本品不宜用于前列腺癌患者及孕妇。肝功能不全者要慎用。

什么是双磷酸盐类药物？为什么可以治疗骨质疏松症

双磷酸盐是焦磷酸盐的类似物,其中以 P-C-P 基团取代焦磷酸盐结构中的 P-O-P 基团从而改变了焦磷酸盐的理化性质,增加其对水解酶的稳定性,改变其生物学性质及毒理作用。

双磷酸盐类药物之所以能治疗骨质疏松症,主要是因为双磷酸盐类药物可以抑制骨吸收。其作用机制为:①双磷酸盐可以抑制体内生成新的破骨细胞,使破骨细胞数量减少,从而导致体内具有生物活性的破骨细胞数量减少,骨吸收活动减弱。②双磷酸盐可以干扰和改变破骨细胞的活性,从而抑制其功能。③破骨细胞通过自身的胞饮作用,将双磷酸盐类药物吞噬入体内,使自身功能受到抑制。

目前双磷酸盐类药物主要有哪些种类

目前双磷酸盐类药物主要有以下几种。

第一代双磷酸盐类药物:依替磷酸钠。

第二代双磷酸盐类药物:氯磷酸钠、帕米磷酸钠和替鲁磷酸钠。

第三代双磷酸盐类药物:阿仑磷酸钠、奈立磷酸钠、奥帕磷酸钠、利塞磷酸钠以及伊班磷酸钠、唑来磷酸。

依替磷酸钠

【商品名】　邦得林、洛迪。

【药理作用】　本品以及其他双磷酸盐与羟磷灰石有高度亲和性,能进入羟磷灰石晶体中,当破骨细胞溶解晶体时,药物就会释放出来,起到抑制破骨细胞活性的作用。除了对破骨细胞的直接作用外,双磷酸盐还能通过成骨细胞间接抑制骨吸收的效用。在长期持续服用治疗剂量依替磷酸钠时,对骨矿化有不良影响,故临床上应小剂量间歇使用。

【适应证】　①骨质疏松症。②Paget 病。③异位钙化。

【用法用量】

(1)骨质疏松症间歇性、周期性服药,3 个月为一周期,一日 400mg,分 2 次口服,用药 14 天,然后停服,改用一日口服 500mg 元素钙和维生素 D 400IU,共 76 天。如此循环,总疗程 3 年。

(2)Paget 病按体重每日 5～10mg/kg,口服 3～6 个月。若需重复治疗则应至少间隔 3 个月。严重病例一日 10～20mg/kg,口服,不超过 3 个月。

(3)异位钙化按体重一日 10～20mg/kg。

【禁忌证】

(1)中重度肾功能损害者禁用。

(2)孕妇不宜使用。

【不良反应】

(1)可出现恶心、腹泻,静脉注射过程中或注药后可引起短暂味觉改变或丧失。

(2)过敏反应,如皮疹、瘙痒等少见。

【药物相互作用】

(1)抗酸药和导泻剂因常含有钙或其他二价金属离子,如镁、铁制剂而会影响本药吸收。

(2)与氨基糖苷类合用会诱发低钙血症。

【注意事项】

(1)肾功能减退者慎用。

(2)长期大剂量应用(按体重每日 10～20mg/kg)可能引起骨矿化障碍,导致骨痛加重、骨软化和骨折。

(3)进食,尤其是高钙食品如牛奶同时摄入会降低药物吸收率。

(4)有症状性食管反流症、食管裂孔疝者服药后易出现食管黏膜刺激征。

(5)体内钙和维生素 D 不足者用药后可能引起低钙血症。

【规格】　片剂:200mg。

氯磷酸钠

【商品名】　德维、迪盖钠、骨磷、骨磷。

【药理作用】　本品主要作用于骨组织,抑制骨的吸收。其机制是防止骨质溶解和直接抑制破骨细胞活性,还可抑制各种不同的中介物,如抑制酸液的产生、前列腺素的合成及溶酶体的释放,间接降低破骨细胞活性。由于癌症或癌转移引起的骨质溶解都会导致破骨细胞活性增高,故本品能减少骨破坏。

【适应证】　①骨质疏松症。②高钙血症。③Paget 病。④肿瘤骨转移。

【用法用量】

(1)骨质疏松症一日 400mg,口服。

(2)高钙血症一日 300mg,静脉滴注,3～5 天。或一次给予1.5g,静脉滴注,两者疗效相当。血钙正常后给予一日 400～600mg,口服。

(3)Paget 病一日 300mg,静脉滴注(3 小时以上),共 5 天,或一日 800～1600mg,口服,1～6 个月。

(4)恶性肿瘤一日 2.4g,分 2～3 次口服,血钙正常者可减为一日 1.6g,若有高钙血症,可增加至一日 3.2g。

【禁忌证】　禁用于严重肾功能不全者。

【不良反应】

(1)胃肠道不适,如腹痛、腹泻、腹胀。

(2)过敏性皮疹少见。

(3)少数患者可能出现眩晕、疲劳、可逆性肝酶升高、中度白细胞减少及肾脏损害。

【药物相互作用】　见依替磷酸钠

【注意事项】

(1)用药过程中应监测肝功能与血白细胞。

（2）对骨矿化不良作用较羟乙磷酸盐为轻。

（3）其余同依替磷酸钠。

【规格】

（1）胶囊：400mg；200mg。

（2）注射液：5ml：300mg（静脉滴注至少溶于 0.9％氯化钠注射液 250ml 或 5％葡萄糖注射液 250ml 中，静脉滴注 2 小时）。

帕米磷酸钠

【商品名】 阿可达、博宁。

【药理作用】 本品与羟磷灰石有高度亲和性，能进入羟磷灰石晶体中，当破骨细胞溶解晶体时，药物就会释放出来，起到抑制破骨细胞活性的作用。除了对破骨细胞的直接作用外，双磷酸盐还能通过成骨细胞间接抑制骨吸收的效用。对骨矿化无不良影响。

【适应证】 ①骨质疏松症。②Paget 病。③异位钙化。

【用法用量】

（1）骨质疏松症静脉滴注 30mg，每 3 个月一次。

（2）高钙血症根据血钙，总剂量为 30～90mg，一般为 30～60mg，静脉给药，静脉滴注维持 4 小时。可将总剂量一次或在 2～4 天中给予，如 60mg 静脉滴注 1 天或 30mg 静脉滴注，一日 1 次，共 2 次。

（3）Paget 病：①对轻型患者可一次给予 60mg，静脉滴注。②重型患者可在 2～4 周内给予 240mg，可每周 1 次 60mg，静脉滴注。

【禁忌证】 重度肾功能减退（肌酐清除率＜30ml/min）者禁用。

【不良反应】

(1)最常见的是短暂、自限性的发热,用药刚开始时少数患者可能诉骨痛加重,全身乏力,血白细胞减少。静脉给药后可有局部反应、血栓性静脉炎、寒战等。

(2)较少见的不良反应有眼部反应,如前葡萄膜炎、单侧外巩膜炎或巩膜炎以及过敏反应。

(3)偶有血转氨酶升高。

【规格】

注射液:5ml:15mg。

粉针剂:30mg。

阿仑磷酸钠

【商品名】　福善美、天可。

【药理作用】　本品为第三代磷酸盐类骨吸收抑制剂,主要沉积在骨吸收部位的破骨细胞内,被摄取到破骨细胞表面的量比在成骨细胞表面的量大 10 倍。药物与骨中的羟磷灰石结合,不干扰破骨细胞的聚集和附着,但抑制破骨细胞的活性和释放 H^+ 能力。另一方面,本品作用于破骨细胞,抑制其产生破骨细胞活化因子,使活性破骨细胞的数量减少。由于破骨细胞活性受到抑制,使骨转换降低,骨重建点的数量减少,并在重建点骨的形成大于骨的吸收,阻止骨质溶解,使骨密度增加。本品口服可吸收,作用持久,可长期应用。无骨矿化抑制作用。

【适应证】　①骨质疏松症。②高钙血症。③Paget 病。

【用法用量】

(1)骨质疏松症一日 10mg,口服;或 70mg,口服,一周 1 次。7 天的治疗周期可使食管黏膜可能发生的损伤有充足的时间愈合,因此上消化道不良反应的发生减少。

(2)Paget 病一日 40mg,口服,3～6 个月。

【禁忌证】

(1)导致食管排空延迟的食管异常禁用,例如狭窄或弛缓不能者。

(2)不能站立或坐直至少 30 分钟者禁用。

(3)明显低钙血症者禁用。

【不良反应】

(1)少数病人有腹痛、腹泻、恶心、便秘、消化不良。食管糜烂和食管溃疡罕见。

(2)必须遵守给药说明中服药方法,以避免对食管黏膜的刺激。

(3)罕见无症状性血钙降低,短暂血白细胞升高,尿红细胞、白细胞升高。

【药物相互作用】　不得与其他种类二磷酸盐类药物合并使用。

【注意事项】

(1)有消化不良、吞咽困难、上消化疾病的妇女慎用。

(2)肾功能减退(肌酐清除率小于 35ml/min)者不推荐使用。

(3)孕妇用药安全性未明,不宜采用。

(4)未见骨软化报道。

(5)须严格按给药说明口服。

【规格】　片剂:10mg;70mg。

伊班磷酸钠

【商品名】　邦罗力、佳诺顺。

【药理作用】　本品与羟磷灰石有高度亲和性,能进入羟磷灰石晶体中,当破骨细胞溶解晶体时,药物就会释放出来,起到抑制破骨细胞活性的作用。除了对破骨细胞的直接作用外,双磷酸盐还能通过成骨细胞间接抑制骨吸收的效用。治疗剂量不会引起骨矿化障碍。

【适应证】　①绝经后骨质疏松症。②高钙血症。③预防和治疗恶性肿瘤骨转移。

【用法用量】

(1)绝经后骨质疏松症伊班磷酸钠 2mg 溶于 5% 葡萄糖液 250ml;静脉滴注,每 3 个月一次。

(2)肿瘤骨转移 2mg 静脉滴注,每月 1 次。

(3)高钙血症 2~4mg 静脉滴注。

【禁忌证】

(1)重度肾功能减退者。

(2)低钙血症患者。

(3)孕妇用药安全性尚未确定,不宜使用。

(4)对双磷酸盐或赋形剂过敏者。

【药物相互作用】　本品与氨基糖苷类药物合用,可能会导致血钙浓度长时间下降,同时还可能出现血镁浓度过低。两者合用时需谨慎。

【不良反应】　少数病人出现骨骼肌肉疼痛、发热,多数出现于首次用药时,一般症状轻微,无须特殊处理即可自行缓解,严重时可使用解热镇痛类药物缓解症状。下颌骨坏死十分罕见。

【注意事项】

(1)本品不得与其他种类双磷酸类药物合并使用。

（2）静滴后应测体温。

（3）本品应在医院内使用。用药前应适当给予生理盐水进行水化治疗，但有心力衰竭危险的患者应避免过度水化。

（4）本品经动脉或静脉外途径给药时可引起组织损伤，故应确保经静脉给药。不推荐经动脉给药。

（5）用药时应将药物加入0.9%氯化钠注射液或5%葡萄糖注射液500～750ml中缓慢静滴，滴注时间不少于2小时。本品不能与含钙溶液混合静脉输注。

（6）用药期间如发生有临床意义的低钙血症，可静脉给予葡萄糖酸钙纠正。

（7）用药后多数患者升高的血钙浓度可在7天内降至正常范围，但可复发。

（8）一般情况下，本品仅单次给药。如高钙血症复发或首次治疗疗效不佳的患者，可考虑再次给药。

（9）使用本品过程中，应注意监测血清钙、磷、镁等电解质水平及肝肾功能。

（10）慎用：①动物实验中本品曾发生肝、肾毒性，故肝、肾功能损伤者慎用。②低镁血症患者慎用。③有甲状旁腺功能减退症病史者有引起低血钙的危险，应慎用。

【规格】　静脉制剂，每瓶1mg。

唑来磷酸

【商品名】　择泰、艾瑞宁、健润。

【药理作用】　本品是一种特异性地作用于骨的二磷酸化合物，主要是抑制骨的再吸收，可抑制破骨细胞凋亡，还可通过与骨的结合阻断破骨细胞对矿化骨和软骨的吸收。还可以抑制由肿瘤释放的多种刺激因子引起的破骨细胞活动增强和钙释放。由于其结构上存在 2 个氮原子和侧链上有咪唑环,因此有强的抑制骨吸收作用,为依替磷酸钠的 10000 倍。

【适应证】　①治疗绝经后骨质疏松症。②变形性骨炎(Paget 病)。③恶性肿瘤骨转移、高钙血症。

【用法用量】

(1)绝经后骨质疏松症 100ml:5mg 静脉滴注,至少 15 分钟,每年 1 次,疗程 3 年。

(2)变形性骨炎(Paget 病)100ml:5mg 静脉滴注,至少 15 分钟。

(3)肿瘤性骨转移、高钙血症 4mg 溶于 100m10.9％氯化钠注射液或 5％葡萄糖注射液中,静脉滴注至少 15 分钟。

【禁忌证】

(1)对唑来磷酸或其他双磷酸盐或药品成分中任何一种辅料过敏者禁用。

(2)严重肾功能不全者(肌酐清除率＜35ml/min)禁用。

(3)低钙血症患者禁用。

(4)妊娠和哺乳期妇女禁用。

【药物相互作用】　不能与其他钙制剂或其他二价离子注射剂同时使用。唑来磷酸血浆蛋白结合率不高(43％～55％),不会和高血浆蛋白结合率的药物发生竞争性相互作用。本品经肾脏排泄,与明显影响肾功能的药物合用时应加注意。

【不良反应】

(1)部分病人有发热、头痛、肌痛、流感样症状、关节痛,大都出现于用药 3 天内,可以用乙酰氨基酚或布洛芬等对症处理。再次给药,此类不良反应明显减少。

(2)少数病人有短期低钙血症,给药后 10 天内一过性血肌酐值轻度升高。下颌骨坏死十分罕见。

(3)局部反应少数病人有注射局部红肿和(或)疼痛。

【注意事项】

(1)给药前应对病人的肾功能、血清肌酐水平进行评估。

(2)患有低钙血症者,需首先补充足量的钙剂和维生素 D,血钙值正常者也应补充适量钙剂和维生素 D。

(3)进行口腔检查,重视口腔卫生、牙龈炎、骨髓炎应及时处理。拔牙前后近期之内暂缓应用本品

【规格】　注射液:100ml:5mg。

服用双磷酸盐类药物应注意哪些问题

双磷酸盐类药物最常出现上消化道的不良反应,包括腹痛、消化不良、食管溃疡、咽下困难和腹胀,皮疹和红斑很少发生,亦有肌肉骨骼疼痛、便秘、腹泻、腹胀和头痛等不良症状,如在服用期间发生如吞咽困难或疼痛、胸骨后疼痛或新出现胃灼热或胃灼热加重者,应停服或请医生诊断治疗。另外服用双磷酸盐类药物还需要注意:①用药期间需补充钙剂。②消化道反应较多见,偶可发生浅表性消化性溃疡;阿仑磷酸钠等双磷酸盐类对胃和食管的毒性作用类似于水杨酸类和非甾体抗炎药,但只要应用得当,此类药物并不改变胃肠黏膜的通透性。③静脉注射可导致二磷酸盐-钙螯合物沉积,故有血栓栓塞性疾病、肾功能不全者禁用。④治疗期间追踪疗效,并监测血钙、磷和骨吸收生化指标。

什么是降钙素

降钙素是一种含有 32 个氨基酸的直线型多肽类激素,主要由甲状腺滤泡旁细胞分泌,与甲状旁腺素和活性维生素 D 一起组成维持人体钙、磷代谢平衡的三大主要调节激素。

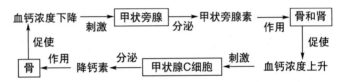

降钙素治疗骨质疏松症的机制是什么

降钙素对骨具有重要作用,它可以直接作用于破骨细胞上的降钙素受体,其短期作用是在几分钟内就可抑制破骨细胞,使破骨细胞缩小、皱褶、活性降低。长期应用可以抑制破骨细胞繁殖,减少破骨细胞数量,从而抑制骨吸收,减少骨破坏。降钙素在骨质疏松症的应用价值主要有:①短期止痛效果好,长期治疗效果和预防病变发展的价值尚不能肯定。②减少骨折发生率。③骨转换率增高者,用降钙素 1 年,可见到脊椎骨骨密度升高,但骨转换率正常者则不增加骨密度。畸形性骨炎治疗中降钙素是首选药物。

哪些骨质疏松症患者适宜用降钙素

降钙素为骨吸收的抑制剂,主要适用于:①高转换型骨质疏松症患者。②骨质疏松症伴有或不伴有骨折者,其止痛效果好。③变形性骨炎。④急性高钙血症或高钙血症危象者。

由于降钙素具有较好的止痛效果,所以降钙素治疗对老年性骨质疏松症同时伴有腰背部明显疼痛的患者疗效较好,一般用药

2～4 周后疼痛症状即可明显改善。此外,降钙素治疗对那些骨肿瘤转移并发高钙血症和剧烈疼痛的患者也有较好的疗效。

降钙素有哪些制剂

目前使用的降钙素有猪、人和鱼类降钙素。经研究表明,鱼类降钙素对人的生物活性最强,较人降钙素高 20～40 倍,作为药物治疗最常用的是鲑鱼降钙素和鳗鱼降钙素类似物。

鲑鱼降钙素

【商品名】　密盖息。

【药理作用】　降钙素是调节钙代谢,抑制甲状旁腺素的激素之一,它能显著地降低高周转性骨病的骨钙丢失,它对停经后骨质疏松症的躯干骨作用比四肢骨更显著和对高周转性骨病比低周转性骨病更显著。它能抑制破骨细胞活性,同时刺激成骨细胞形成。降钙素也能抑制溶骨作用,从而使病理性升高的血钙浓度降低以及通过减少肾小管再吸收而增加尿钙、磷和血钠的排泄,然而血清钙不会降至正常范围以下。降钙素抑制胃和胰腺的分泌活动,但并不影响胃肠蠕动。降钙素能抑制肾小管对钙、磷重吸收,增加尿钙、磷排泄。降钙素还能抑制疼痛介质释放,起到周围和中枢性镇痛效果。

【适应证】　①骨质疏松症。②Paget 病。③高钙血症。

【用法与用量】

(1)骨质疏松症 100IU,一日 1 次或隔日 1 次或一周 3 次,皮下或肌内注射。鼻喷剂一日 1 次,一次 200IU。

(2)Paget 病 50IU,一周 3 次到一日 100IU,皮下或肌内注射。

（3）高钙血症一日 2～5IU/kg，皮下或肌内注射。

【药物相互作用】　降钙素可减少胃液和胰液分泌，起一定制酸药作用。

【不良反应】

（1）颜面潮红较常见，少数出现面部、耳、手或足刺痛，恶心、呕吐、胃痛、腹泻、注射部位红肿胀痛。

（2）罕见过敏反应、皮疹、寒战、头晕、头痛、胸闷、鼻塞、呼吸困难、血糖升高。

【注意事项】　对蛋白质过敏者可能对本药过敏，因此，对此类患者在用药前最好先做皮试。30％～60％的患者在用药中会出现抗体，但仅 5％～15％由此而对治疗产生抵抗性。药物不会通过胎盘，但能进入乳汁，可抑制泌乳，本药对孕妇和哺乳妇女及儿童的影响尚未明确，不宜使用。鼻炎可加强鼻喷剂的吸收。鼻喷剂的全身性不良反应少于针剂。

【规格】

注射液：1ml：200IU；1ml：100IU；1ml：50IU。

鼻喷剂：（每按一下 200IU），每瓶 14 喷。

依降钙素

【商品名】　益钙宁。

【药理作用】　本品是将鳗鱼降钙素结构加以修改而得到的类似物：[氨基辛二酸 1,7]-鳗降钙素，与鳗鱼降钙素相比较，其半衰期较长，生物活性较强。

【适应证】、【不良反应】、【药物相互作用】　见鲑鱼降钙素。

【用法与用量】

（1）骨质疏松症一周 1 次，一次 20U，肌内注射。

(2)Paget 病(变形性骨炎)一天 1 次,一次 40U,肌内注射。

(3)高钙血症一天 2 次,一次 40U,肌内注射。

【规格】　注射液:1ml：20U;1ml：40U。

为什么用维生素 D 治疗骨质疏松症

维生素 D 是骨代谢过程中不可缺少的物质,与骨质疏松症的形成、发展有直接的关系。普通的维生素 D 需要经过一定的代谢途径,经各种酶的作用变成有生物活性的物质在体内发挥效应。活性维生素 D 有以下作用。

(1)促进小肠对钙、磷等矿物质的吸收,骨质疏松症患者或佝偻病患者使用活性维生素 D 以后,其小肠对钙、磷的吸收量明显增加,为正常者的 2.5~3 倍。

(2)促进骨骼矿化,活性维生素 D 可促进钙加速向骨骼沉积,有利于骨骼的形成矿化。病人用后临床上可明显减轻骨痛。

(3)促进肾脏对钙、磷的重吸收,维持血钙的正常浓度,减缓骨质疏松的过程。

(4)可以反馈性抑制血液中甲状旁腺激素的释放,降低甲状旁腺激素的水平,减少骨钙消融。

服用钙剂时要补充维生素 D 吗

维生素 D 的主要作用是促进肠道钙、磷的吸收,维持正常的血清钙、磷浓度,调整神经、肌肉和细胞的功能,促进代谢。维生素 D 对骨骼的作用是复杂的,既可促进骨形成又可抑制骨吸收。其对成骨细胞的作用主要是通过细胞内维生素 D 受体基因的调控实现的,能促进非胶原蛋白的合成,提高碱性磷酸酶的活性,减少胶原合成,刺激生长因子和细胞激动素的合成,促进骨形成和矿化过程。研究还表明,维生素 D 可以诱导不成熟的血细胞分化成单核细胞,再转化为成骨细胞,促进骨形成。此外,维生素 D 还可独立作用于甲状旁腺中的维生素 D 受体,抑制甲状旁腺素基因转录,降低骨吸收。因此,维生素 D 具有维持正常血清钙、磷浓度的作用,补充钙剂必须同时补充维生素 D。

临床上常用的维生素 D 制剂有哪些

常用的维生素 D 制剂有下列几种:维生素 D_2、维生素 D_3、骨化三醇、阿尔法骨化醇维生素 D_2 和维生素 D_3。

【药理作用】　本品促进钙沉着,抑制其排泄。促进肠内钙磷的吸收,促进骨基质的钙化。长期服用出现血浆和尿钙、磷量增加,钙沉积在动脉、肾等组织中。

【适应证】　①用于维生素 D 缺乏症的预防与治疗,如绝对素食者、肠外营养病人,胰腺功能不全伴吸收不良综合征、肝胆疾病(肝功能损害、肝硬化、阻塞性黄疸)、小肠疾病(腹泻、局限性肠炎、长期腹泻)、胃切除等。②用于慢性低钙血症、低磷血症、佝偻病及伴有慢性肾功能不全的骨软化症。③甲状旁腺功能减退(术后、特发性或假性甲状旁腺功能减退)的治疗。④绝经后和老年性骨质疏松症。

【用法用量】

(1)成人①预防维生素 D 缺乏症:一日 0.01～0.02mg(400～800IU)。②维生素 D 缺乏:一日 0.025～0.05mg(1000～2000IU),以后减至一日 0.01mg(400IU)。③维生素 D 依赖性佝偻病:一日 0.25～1.5mg(1 万～6 万 IU)最高量一日 12.5mg(50

万IU）。④骨软化症：一日0.025～0.1mg（1000～4000IU）。⑤甲状旁腺功能减退症：维生素D用量个体差异较大，剂量0.5～2.5mg（2万～10万IU/日）不等，个别病人需20万IU/d。假性甲状旁腺功能减退症剂量较小。临床应用时应注意个体差异和安全性，通常从小剂量开始，定期监测血钙和尿钙水平，酌情调整剂量。

（2）儿童①预防维生素D缺乏症：用母乳喂养的婴儿，一日0.01mg（400IU）。②维生素D缺乏性佝偻病：根据病情，一日0.0625～0.125mg（2500～5000IU），活动期佝偻病，一日0.125～0.25mg（5000～1万IU）；以后减至每日0.01mg（400IU）为维持量。③维生素D依赖性佝偻病：每日0.075～0.25mg（3000～1万IU），最高量每日1.25mg（5万IU）。④甲状旁腺功能减退症：儿童每日的治疗剂量约为一日0.25～0.75mg（1万～15万IU）。

【禁忌证】 高钙血症、维生素D过多者禁用。

【药物相互作用】

（1）巴比妥、苯妥英钠、抗惊厥药、扑米酮等可降低维生素D2的效应，因此长期服用抗惊厥药时应补给维生素D，以防止骨软化症。

（2）大剂量钙剂或噻嗪类利尿药与维生素D同用，有可能发生高钙血症。

（3）考来烯胺、考来替泊、矿物油、硫糖铝等均能减少小肠对维生素D的吸收。

（4）洋地黄与维生素D同用时应谨慎，因维生素D可引起高钙血症，容易诱发心律失常。

（5）大量的含磷药物与维生素D同用，可诱发高磷血症。

【不良反应】　便秘、腹泻、持续性头痛、食欲缺乏、口内有金属味、恶心呕吐、口渴、疲乏、无力。长期大量使用导致高钙血症。

【注意事项】　治疗中应注意监测血清钙、磷、碱性磷酸酶、尿素氮、肌酐和肌酐清除率,24 小时尿钙、尿磷。

【规格】

维生素 D_2 胶丸,每丸含 1 万 IU。

维生素 D_2 片,每片含 5000IU 与 10000IU。

维生素 D_2 胶性钙注射液,每支有 1ml 与 10ml 两种,每 1ml 含维生素 D 25000IU,胶性钙 0.5mg。

维生素 D_3 注射液,有每支 0.5ml、1ml、1ml,分别含有维生素 D_3 15 万 IU、30 万 IU、60 万 IU 三种。

另外有维生素 AD 胶丸,分别含有维生素 A 3000IU、维生素 D 300IU 与维生素 A 10000IU、维生素 D 1000IU 两种。维生素 AD 滴剂,分别有每 1g 含维生素 A 5000IU、维生素 D 500IU;每 1g 含维生素 A 5 万 IU、维生素 D 5000IU 与每 1g 含维生素 A 9000IU、维生素 D 3000IU 三种剂型。

骨化三醇

【商品名】　罗钙全。

【药理作用】　合成的维生素 D 代谢产物(1,25-双羟胆骨化醇;1,25-双羟维生素 D_3)增进钙的肠吸收和自肾远端小管的重吸收,以及自骨组织中动员钙。后一功能需要甲状旁腺激素的存在,但这种分泌当血清钙水平正常时即被抑制。本品还能减轻骨与肌肉疼痛,增强肌力,增加神经肌肉的协调性,减少跌倒倾向。

【适应证】　①骨质疏松症。②慢性肾功能衰竭,尤其是接受血液透析病人之肾性骨营养不良症。③甲状旁腺功能减退及假性甲状旁腺功能减退。④维生素 D 缺乏性佝偻病或骨软化症。⑤维生素 D 依赖性佝偻病。⑥低血磷性佝偻病或骨软化症。⑦甲状旁腺功能亢进症病人术后的低钙血症。

【用法用量】

（1）骨质疏松症推荐剂量为一次 $0.25\mu g$，一日 $1\sim2$ 次。服药后需监测血钙和血肌酐浓度。

（2）肾性骨营养不良（包括透析病人）起始剂量为一日 $0.25\mu g$。如 2 周内生化指标及病情未见明显改善，则每隔 $1\sim2$ 周可将每日用量增加 $0.25\mu g$。大多数病人用量为一日 $0.5\sim1.0\mu g$。

（3）佝偻病或骨软化症推荐起始剂量为一日 $0.25\sim0.5\mu g$，后者分两次服用。如生化指标和病情未见明显改善，择情增加剂量。

（4）甲状旁腺功能减退症或假性甲状旁腺功能减退症推荐起始剂量为一日 $0.25\mu g$，一日 2 次。如生化指标和病情未见明显改善，则每隔 $1\sim2$ 周增加剂量。

（5）老年患者服用此药无须特殊调整剂量，但建议监测血钙和血肌酐浓度。

【禁忌证】

（1）禁用于与高血钙有关的疾病。

（2）禁用于已知对本品或同类药品及其任何赋形剂过敏的病人。

（3）禁用于有维生素 D 中毒迹象者。

【药物相互作用】　与噻嗪类利尿药合用会增加高钙血症的危险。使用二苯乙内酰胺或苯巴比妥等酶诱导药可能会增加骨化三醇的代谢从而使其血浓度降低。如同时服用这类制剂则应增加骨化三醇的药物剂量。消胆胺能降低脂溶性维生素在肠道的吸收，故可能诱导骨化三醇在肠道的吸收不良。

【给药说明】　应根据每个病人血钙水平小心制定本品的每日最佳剂量。开始应用时，应尽可能使用最小剂量，服药后需监测血钙和血肌酐浓度、24小时尿钙排量。

【不良反应】　如过量会出现高钙血症或高尿钙症。偶见的急性症状包括食欲缺乏、头痛、呕吐和便秘。慢性症状包括营养不良，感觉障碍，伴有口干、尿多、脱水、情感淡漠、发育停止以及泌尿道感染。

【注意事项】

（1）高血钙同本品的治疗密切相关。对尿毒症性骨营养不良病人的研究表明，高达40％使用骨化三醇治疗的病人中发现高血钙。饮食改变（例如增加奶制品的摄入）以至钙摄入量迅速增加或不加控制地服用钙制剂均可导致高血钙。

（2）骨化三醇能增加血无机磷水平，这对低磷血症的病人是有益的，但对肾功能衰竭的病人来说则要小心不正常的钙沉淀所造成的危险。在这种情况下，要通过口服适量的磷结合剂或减少磷质摄入量将血磷保持在正常水平（2～5mg/100ml 或 0.65～1.62mmol/L）。患维生素 D 抵抗性佝偻病或低血磷性佝偻病的病人，应继续口服磷制剂，但骨化三醇可以促进肠道对磷的吸收，这种作用可使磷的摄入需要量减少。因此需要定期进行血钙、磷、镁、碱性磷酸酶以及 24 小时尿钙、磷排量等实验室检查。

（3）由于骨化三醇是现有的最有效的维生素 D 代谢产物，故不需其他维生素 D 制剂与其合用，从而避免高维生素 D 血症。

【规格】

骨化三醇胶囊：$0.25\mu g$；$0.5\mu g$。

骨化三醇注射液：$1ml$：$1\mu g$。

阿法骨化醇

【商品名】　钙三醇、钙纯、萌格旺。

【药理作用】　本品为维生素 D_3 的一种较为重要的活性代谢物，有调节骨的无机盐的作用，其稳定性与维生素 D_3 相同。口服后迅速被胃肠道吸收进入血液，经肝脏微粒体 25-羟基化酶的作用，在 25 位上羟基化后生成具有活性的 $1\alpha,25$-羟基维生素 D_3，分布于肠道和胃等靶组织内，与受体结合后起到促进钙和磷的肠道吸收、升高血浆钙水平的作用，它能促进骨骼矿化，降低血浆中甲状旁腺激素水平和减少骨钙消融，解除骨骼、肌肉的疼痛及改善与绝经、衰老和类固醇引起的骨质疏松有关的肠道钙吸收不良。

【适应证】　①骨质疏松症。②慢性肾功能衰竭，尤其是接受血液透析病人之肾性骨营养不良症。③甲状旁腺功能减退及假性甲状旁腺功能减退。④维生素 D 缺乏性佝偻病或骨软化症。⑤维生素 D 依赖性佝偻病。⑥低血磷性佝偻病或骨软化症。⑦甲状旁腺功能亢进症病人术后的低钙血症。

【用法用量】

(1)骨质疏松症推荐剂量为一次 $0.25\mu g$，一日 2 次。服药后需监测血钙和血肌酐浓度。

(2)肾性骨营养不良(包括透析病人)起始剂量为一日 $0.25\sim 0.5\mu g$。如 2 周内生化指标及病情未见明显改善，则每隔 $10\sim 14$ 天将本品的每日用量增加 $0.25\mu g$。

(3)佝偻病或骨软化症推荐起始剂量为一日 $0.25\mu g$，一日 2

次。如生化指标和病情未见明显改善,择情增加剂量。

(4)甲状旁腺功能减退症或假性甲状旁腺功能减退症推荐起始剂量为一日 $0.25\mu g$,一日 2 次。如生化指标和病情未见明显改善,则每隔 1～2 周增加剂量。

【禁忌证】

(1)禁用于与高血钙有关的疾病。

(2)禁用于已知对本品或同类药品及其任何赋形剂过敏的病人。

(3)禁用于有维生素 D 中毒迹象者。

【药物相互作用】

(1)避免同时服用维生素 D 及其类似物。

(2)正在服用抗凝药、抗癫痫药、抗酸铝剂、含镁或含钙制剂、噻嗪类利尿剂、洋地黄苷药物的患者应在医师的严格指导下使用。

【不良反应】

(1)偶见有食欲缺乏、恶心、呕吐、腹痛、腹胀、便秘、消化不良等胃肠道反应。

(2)也见有头痛,头重,失眠,乏力,老年性耳聋,耳鸣,急躁,记忆力下降,血压升高,ALT、AST、BUN 及肌酐升高。罕见口渴、困倦、胸背痛、心悸。

(3)有时还见有皮疹、瘙痒、眼结膜充血、关节周围钙化、肾结石、声音嘶哑等。

【注意事项】

(1)服药期间应监测血钙,按血钙水平调控剂量。

(2)高磷血症患者应同时服用氢氧化铝凝胶等磷酸盐结合

剂,以控制血磷。

（3）孕妇及可能怀孕的妇女慎用。

【规格】　阿法骨化醇胶囊:$0.25\mu g$;$0.5\mu g$;$1\mu g$。

氟化物为什么可以治疗骨质疏松症

氟是人体生命活动所必需的微量元素之一,其每日的需要量为 $1\sim1.5mg$,对机体的生长发育、生殖等活动均有重要的作用,尤其是对骨组织和牙齿的代谢意义更大。

氟化物之所以能治疗骨质疏松症,是因为:①刺激骨形成。氟进入骨组织后通过成骨细胞有丝分裂进而直接刺激成骨细胞的增生。目前认为氟化物直接抑制成骨细胞磷酸酪氨酸蛋白酶的活性导致蛋白酯酶的磷酸酪氨酸化增加,从而刺激成骨细胞的增生。另外,氟化物在促进有丝分裂的药效浓度尚能加强胰岛素、表皮生长因子及胰岛素样生长因子的促有丝分裂活性,间接刺激成骨细胞的增生。②减少骨吸收:氟为亲骨元素,氟离子可取代羟基磷灰石晶体中的羟基团而形成氟磷灰石晶体,减少骨盐结晶的溶解性和反应性,从而减少骨吸收。③氟化物治疗中,骨量增加主要是体现在中轴骨的骨小梁,股骨近端骨矿密度也增加,仅四肢骨的皮质骨量并不增加,较大剂量时尚可减少,这可能与全身骨量重新分布有关。

常用治疗骨质疏松症的氟化物有哪些

氟化物常用类型包括氟化钠、一氟磷酸钠等。

氟化钠

【药理作用】　氟离子结合于牙及骨骼的磷灰石结晶,使其稳定,附着于牙釉质表面,增加抗酸防龋能力。使脱钙或钙化不全的釉质再矿化,促进牙釉、骨骼的坚度及钙、磷的利用。

【适应证】 ①饮水中缺乏氟化物地区儿童预防龋齿。②骨质疏松症。

【用法用量】

(1)饮水内含有氟0.7mg/L以上时,不必补充氟化钠,饮水含氟<0.3mg/L地区,出生至3岁小儿一日补给氟离子0.25mg(每2.2mg氟化钠含Img氟离子)。预防龋齿,5岁以上小儿可用0.02%～0.05%氟化钠溶液口腔含漱1～2分钟,然后吐出。

(2)氟化物治疗要补足钙剂,氟与钙比例以1:(30～50)为好,防止氟量过多、钙量不足引起骨软化症、继发性甲状旁腺亢进等。氟的摄入量应严格限制,以每天20～30mg为宜。茶叶中含氟量较多,经常饮茶的人,使用量要相应减少。

【药物相互作用】

(1)与氢氧化铝同用,可减少本品吸收,增加粪内排出。

(2)钙离子可减少氟化物的吸收。

【不良反应】 摄入氟化钠5～20mg可发生胃肠道不适,成人一次摄入本品5～10g,儿童一次摄入氟离子5mg/kg,可能致死。

【注意事项】

(1)孕妇服用氟化物是否可预防小儿龋齿尚有争论,氟化物仅部分经胎盘转运,微量氟化物经乳汁分泌,因量极微,对婴儿补充氟化物无效。

(2)牙齿生长形成期如摄入过量氟,如饮水中含氟量超过百万分之二(2mg/L),可致牙齿氟过量,表现为牙面出现白、黄棕、黑色斑,表面有凹陷损害;饮水中含氟 4～14mg/L,致骨骼氟过多而表现肢体僵硬。

(3)对诊断的干扰:可致血清碱性磷酸酶及血清门冬氨酸氨基转移酶假性增高。

(4)氟过量:急性氟过量可表现出黑色柏油便、血性呕吐物、腹泻、嗜睡、晕厥、唾液分泌增多;因低钙而致手足抽搐、骨痛;胃痉挛、胃痛、震颤;慢性氟过量亦可有上述黑便、呕吐血性物、便秘、食欲减退、恶心、呕吐、骨痛、肢体僵硬、体重减轻、牙齿釉缺损出现白、棕或黑色斑点。并偶有过敏性皮疹、口唇黏膜溃疡。氟过量的治疗可给予静脉注射葡萄糖、氯化钠注射液及石灰水洗胃,以沉淀氟化物。如有低钙可静脉注射葡萄糖酸钙,保持充足尿量排泄。

【规格】

氟化钠片:0.5mg;1mg;25mg。

氟化钠胶囊:30mg。

骨质疏松症药物治疗的原则是什么

骨质疏松的发病因素很多,发生的原因也很复杂,有时是很多因素共同作用于人体的结果,因此骨质疏松治疗的方案也要因人而异,不能千篇一律仅用一种方法进行治疗。

(1)饮食中钙摄入缺乏导致的骨质疏松症,应以补充钙剂为主,必要时辅以维生素 D 制剂。

(2)性激素水平降低导致的骨质疏松症应以性激素补充为主。

(3)对于严重的病症,可将抑制骨吸收的药物与促进骨形成的药物合理地联合应用。

(4)其他疾病引起的骨质疏松,在服用骨质疏松治疗药物的同时也要治疗原发病。

(5)药物治疗应配合其他措施效果才会好,如饮食、运动、晒太阳、纠正不良生活方式等。

骨质疏松症患者怎样进行个体化治疗

1.女性绝经后骨质疏松　绝经后骨质疏松患者,尤其是绝经早期伴更年期症状者,激素补充疗法应用十分有效,若年龄超过55岁且没有明显的更年期症状,建议选用雌激素受体调节剂或阿仑膦酸钠;秋冬季应补充活性维生素 D_3 。

2.老年性骨质疏松　活性维生素 D_3 代谢缺乏及维生素 D 抵抗伴代偿性甲状旁腺激素分泌增加,是老年性骨质疏松的重要病因,故补充活性维生素 D_3 对老年性骨质疏松的治疗是必需的。但对那些骨量显著下降且有明显骨痛或骨关节炎的老人,降钙素和双膦酸盐都十分有效。

3.男性骨质疏松　研究发现,雄激素仅对睾酮水平低下的男性骨质疏松有效,临床男性骨质疏松的治疗以双膦酸盐、活性维生素 D_3 和降钙素为多。

4.继发性骨质疏松　继发性骨质疏松的病因是疾病,所以加强原发病的治疗是前提。同时应用活性维生素 D_3 、双膦酸盐或降钙素,对防治继发性骨质疏松也很重要。

5.骨质疏松伴骨性关节炎　骨质疏松和骨性关节炎是老年人常见的骨骼系统退行性疾病,降钙素和活性维生素 D_3 不仅能治疗骨质疏松,同时对软骨损伤修复有良好的促进作用;双膦酸盐既可以治疗骨质疏松又能抑制过度的骨质增生。故降钙素、活性维生素 D_3 和双磷酸盐是骨质疏松伴骨性关节炎临床治疗的最佳选择。

6.以提高骨量为目的的骨质疏松治疗　严重的骨质疏松需迅速提高骨量时,可选用氟化钠或双磷酸盐,但对卧床患者应慎用双磷酸盐。

7.以缓解骨痛为目的的骨质疏松治疗　骨痛是骨质疏松重要的临床表现,但并非骨质疏松就一定有骨痛。以缓解骨痛为目的骨质疏松治疗应选择降钙素,有降钙素过敏的患者可考虑双磷酸盐治疗。需要指出的是,无论降钙素还是双磷酸盐,都不是止痛剂,缓解骨痛的作用要逐渐产生,所以治疗早期可有目的地短期联合应用非类固醇类药物,以确保止痛疗效,提高患者顺应性。

8.以提高肌力为目的的骨质疏松治疗　肌力下降是骨质疏松另一个重要的临床表现,也是骨质疏松性骨折发生的主要原因。增强肌力、提高神经肌肉协调性是活性维生素 D_3 治疗骨质疏松的优势和特点,激素补充疗法也能部分改善肌力。

9.骨质疏松性骨折的预防　骨质疏松防治的最终目的是避免骨折,循证医学研究表明,新型双磷酸盐如阿仑磷酸钠、利塞磷酸钠,具有减少骨质疏松性脊柱骨折和髋部骨折的显著疗效,而降钙素和活性维生素 D_3 能改善骨质量,提高其生物力学性能,对降低骨质疏松性骨折发生率也有明显作用。骨质疏松性骨折发生 2 周后可应用双磷酸盐、雌激素受体调节剂或活性维生素 D_3。对骨质疏松性骨折必须行手术治疗的患者,应强调同时进行药物治疗。

骨质疏松症患者怎样联合用药

(1)钙剂＋维生素 D：是老年性骨质疏松治疗的选择，但必须注意用药前后血钙或尿钙的变化，原则上应用活性维生素 D_3 的同时要有意识地提高饮食中的钙含量。

(2)钙剂＋活性维生素 D_3＋双磷酸盐，或者钙剂＋活性维生素 D_3＋降钙素：是骨质疏松治疗的常用手段，3 种药物联合应用充分发挥各自优势，并避免彼此不足。

(3)激素补充疗法＋活性维生素 D_3，或者激素补充疗法＋双磷酸盐，或者激素补充疗法＋降钙素：研究证明，绝经后骨质疏松患者在激素补充疗法治疗的同时，联合应用活性维生素、双磷酸盐或降钙素，能获得较单纯激素补充疗法更好的临床疗效；且激素补充疗法有效剂量减少，副作用发生率下降。

(4)活性维生素 D_3＋雌激素受体调节剂。

中医药能防治骨质疏松

中医认为导致骨质疏松的根本原因是肾精亏虚。肾为先天之本，主骨生髓，肾虚精血不足则髓之生化乏源，不能滋养骨骼，骨之失养会导致骨骼脆弱无力。其次，脾失健运是骨质疏松的重要病机，脾虚运化失司会影响胃肠对钙、磷微量元素、蛋白质及氨基酸等营养物质的吸收。而气滞血瘀则是其促发因素，血瘀痹阻脉络，气血津液不能濡养筋骨，筋骨一旦失于濡养便易疏松脆弱。

中医防治骨质疏松有 3 条基本原则：补肾为先、健脾益气、活血通络。并由此衍生出 4 种辨证治疗方法。当患者证型为肾阳虚衰时，用温补肾阳之法，以右归饮为主化裁；当患者证型为肝肾阴虚时,用滋补肝肾之法,以六味地黄丸为主化裁;当患者证型为气滞血瘀时,用行气活血、通络止痛之法,以身痛逐瘀汤为主化裁;当患者证型为气血亏虚时,用健脾益气养血之法,以归脾丸为主方治之。

近年来临床报道的对防治骨质疏松有较好疗效的方剂较多,其中补阳药以补肾阳药为主,补血药以补血养脾为主,补气药以健脾益气为主。由此推出目前中医药防治骨质疏松的用药规律:一是以补肾健脾益气方药为基本药物组成。常用的中药有熟地黄、当归、黄芪、枸杞子、淫羊藿、鹿角胶、龟甲、党参、白芍、菟丝子、山药、杜仲、女贞子等。二是以活血祛瘀药为主配伍药物。活血祛瘀药是除补虚药以外用得最多的一类中药。常用的药物有牛膝、丹参、川芎、延胡索、桃仁、穿山甲(代)、鸡血藤、自然铜等。总而言之,补肾、健脾、活血是中医药防治该病的主要大法。

中药如何辨证治疗骨质疏松症

中医中药在治疗骨质疏松症方面也有一定的疗效,在治疗上,本着"损者益之","劳者温之","虚者补之","形不足者,温之以气,精不足者,补之以味",治病求本的原则。具体分型辨证治疗如下。

1.气血两虚型

证候:除骨质疏松症状外,常伴体倦乏力,自汗,心悸气短,头晕,面色不华,失眠健忘,多梦,纳呆,舌淡,脉细弱等。

治法:益气补血。

代表方药:八珍汤(人参,白术,茯苓,熟地,当归,杭白芍,川芎)加减。

2.气阴两虚型

证候:除骨质疏松症状外,常伴有乏力,自汗盗汗,失眠健忘,五心烦热,潮热,口干,舌红少苔,脉细数等。

治法:益气养阴。

代表方药:月华丸(天冬、麦冬、生地黄、熟地黄、山药、百部、沙参、川贝母、茯苓、阿胶、三七、獭肝、白菊花、桑叶)加减。

3.肝肾不足型

证候:除骨质疏松症状外,常伴有腰膝酸软,耳鸣耳聋,眩晕,神疲乏力,失眠健忘,舌红少苔,脉弦细等。

治法:滋补肝肾。

代表方药:杞菊地黄丸(枸杞子、杭白芍、熟地、山萸肉、淮山药、泽泻、丹皮、茯苓)加减。

4.脾肾阳虚型

除骨质疏松症状外,常伴有腰膝酸软,形寒肢冷,喜温喜热,便溏,神疲体倦,面色苍白,头晕耳鸣,纳差,舌淡胖,苔白,脉沉细弱等。

治法:温补脾肾。

代表方药:金匮肾气丸(附子、肉桂、熟地、山萸肉、淮山药、丹皮、泽泻、茯苓)加减。

5.经脉瘀阻型

证候:除骨质疏松症状外,常伴有皮肤黏膜瘀点或瘀斑,舌紫暗,舌苔白,脉细涩。

治法:活血,行气,止痛。

方药:身痛逐瘀汤加减(秦艽、川芎、桃仁、红花、甘草、羌活、没药、当归、五灵脂、香附、牛膝、地龙、川断、桑寄生)。

治疗骨质疏松症的常用中草药有哪些

人参

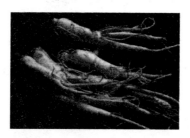

　　人参为五加科植物人参的根。味甘、微苦，性温。具有大补元气，强心固脱，安神生津的功能。自古以来拥有"百草之王"的美誉，更被东方医学界誉为"滋阴补气，扶正固本"之极品。主要用于治疗虚损劳伤，食少倦怠，虚咳喘促，自汗暴脱，阳痿尿频；久病气虚，或大量失血，或急性暴病所致的突然气微欲绝，四肢厥冷，虚汗淋漓，神昏不语，脉微欲脱等危症。《本经》：人参主补五脏，安精神，止惊悸，除邪气，明目，开心益智。《纲目》：人参治一切虚证，发热自汗，眩晕头痛，反胃吐食，疟核疟，滑泻久痢，小便频数，淋沥，劳倦内伤，中风，中暑，痿痹，吐血，嗽血，下血，血淋，血崩，胎前产后诸病。

　　现代研究发现，人参皂苷等多种有效成分能增强机体对各种有害刺激的防御能力，可抗疲劳，兴奋中枢神经，促进性腺与肾上腺的机能，刺激造血器官，降低血糖，增强心脏功能，调节胆固醇代谢。本品还具有抗过敏，抗利尿等多种作用，人参中还含有微量元素锶，对骨骼有保护作用。人参有生、熟之分，生者性平和，不温不燥，可补气又能生津，适用于扶正祛邪，如生晒参；熟者性温燥、刚健，能振奋阳气，适用于急救回阳，如红参。党参为桔梗科植物党参的根,味甘,性平,是有类似人参的强壮作用,补气健脾,生津养血。治疗中气不足引起的食少便溏,四肢倦怠;肺气亏虚引起的气短咳喘,语言无力;气虚不能生血引起的面色萎黄,头晕心悸等病证。本品中含有多种皂苷、多糖等药效成分,可兴奋神经系统,增强机体的抵抗力,增加造血功能与降低血压。太子参,味甘苦,性微温。也有类似人参的作用,但药力较轻。

黄芪

黄芪为豆科草本植物黄芪的根。甘,微温。归脾、肺经。具有补中益气、固表止汗、托疮生肌、利尿消肿的作用。主治气短乏力,食少便溏,中气下陷所致的久泻脱肛,面色萎黄,口干消渴,崩漏带下,表虚自汗,气虚水肿,痈疽难溃或久溃不收敛等症。本品生用偏于走表,能固表止汗,托毒排脓,敛疮收口。炙用性温,能补中益气,升提清阳,补虚生血。现代研究发现,本品内含多种多糖等有效成分,具有增强免疫功能,强心,利尿,降压,降血糖,升高白细胞等作用,并具有类性激素的作用。

山药

山药为薯蓣科多年生缠绕性草本植物薯蓣除去外皮的干燥块根。味甘、平,归脾、肺、肾经。具有健脾开胃,补气养阴,止泻涩精等作用。用于脾虚食少,久泻不止,肺虚喘咳,肾虚遗精,带下,尿频,虚热消渴。麸炒山药补脾健胃。用于脾虚食少,泄泻便溏,白带过多。《神农本草经》将其列为上品,称其"主伤中,补虚赢,除寒热邪气,补中益气力,长肌肉。久服耳目聪明。"现代研究发现山药含有多糖、蛋白质与氨基酸、黄酮类、酯类、微量元素等多种成分,具有降血糖、降血脂、改善消化功能、抗氧化、抗肿瘤等作用。

山茱萸

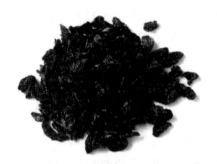

山茱萸别称山萸肉、山芋肉等,为山茱萸科小乔木植物山茱萸的成熟果肉。味酸,微温。归肝、肾经。具有补益肝肾、涩精、敛汗固脱作用,用于肾虚阳痿遗精、腰膝酸冷、神疲倦畏寒、小便频多等,冲任虚损的崩漏带下、月经量多等,大汗不止,体虚欲脱等症。现代研究发现山茱萸含没食子酸、苹果酸、酒石酸、山茱萸甙及维生素 A 类物质。有降血压、抑制肠痉挛、抗菌、增强机体免疫力作用。含有的多种果酸与维生素 A,有利于钙的吸收、利用。

牡蛎

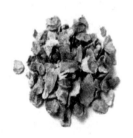

为牡蛎科动物近江牡蛎、长牡蛎或大连湾牡蛎等的贝壳。味咸、涩、性凉。具有敛阴,潜阳,止汗,涩精,化痰,软坚作用。治疗惊痫,眩晕,自汗,盗汗,遗精,淋浊,崩漏,带下,瘰疬,瘿瘤。用于惊悸失眠,眩晕耳鸣,瘰疬痰核,痞痃块,自汗盗汗,遗精崩带,胃痛泛酸，烦躁，肝肿大，腹中肿物等症。现代研究表明，本品内含80％～95％的碳酸钙、磷酸钙及硫酸钙，并含镁、氟、硅、氧化铁等无机元素。能补充人体对无机元素的需要，可预防与治疗骨质疏松症与小儿因钙质缺乏所致的佝偻病。

龙骨

为古代哺乳动物如象类、犀牛类、三趾马等的骨骼化石。味甘、涩，性平。具有镇惊安神，敛汗固精的功用。可治疗因阴虚阳亢所致的烦躁，失眠，头晕，目眩；也可治疗由于心神不宁，心悸易惊，睡时易于惊醒等症。根据现代药理研究表明，本品的主要成分为碳酸钙、磷酸钙，对防治钙缺乏症有良好疗效。

珍珠

为珍珠贝科动物或蚌科动物珍珠囊中形成的无核珍珠。味甘、咸，性寒。具有镇心安神，养阴熄风，清热豁痰，去翳明目，解毒生肌的功用。治惊悸，怔忡，癫痫，惊风抽搐，烦热消渴，目生翳，疮疡久不收口等症。珍珠中有大量无机钙盐成分，又含锌、硅、锶、镁、锰、铜等微量元素，对骨的生长、发育有明显的促进作用，有利于骨的形成与骨的钙化。

补骨脂

为豆科植物补骨脂的果实。味辛，性温，具有补肾壮阳，固精缩尿，温脾止泻，纳气平喘作用。主要用于肾虚冷泻，遗尿滑精，小便频数，腰膝冷痛等症。经现代药理研究证实，本品具有雌激素样的作用，可抑制下丘脑-垂体-靶腺器官功能的减退，调节骨代谢，延缓骨质疏松症的发生与发展。

胡桃仁

为胡桃科植物胡桃的种仁。味甘，性温。具有补肾固精，温肺定喘，润肠通便的作用。主治肾虚腰痛肢弱，阳痿遗精，小便频数、喘咳，石淋，大便燥结等症。本品内含大量亚油酸甘油脂，又含蛋白质、碳水化合物、钙、磷、铁、胡萝卜素及核黄素等，对骨的生长、发育有促进作用。

枸杞子

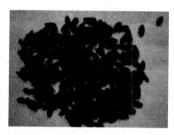

为茄科植物枸杞的成熟果实。味甘，性平。具有滋肾，润肺，补肝，明目的作用。主治肝肾阴亏，腰膝酸软，头晕，目昏多泪，虚劳咳嗽，消渴，遗精等症。《本草通玄》称本品能"补肾益精，水旺则骨强"。现代药理研究表明，本品内含胡萝卜素、维生素C、核黄素等，还能明显促进乳酸菌的生长，有助于老年人对食物的消化与对钙、磷的吸收、利用。

阿胶

为马科动物驴的皮经去毛后熬制而成的胶块。味甘，性平。具有滋阴润燥，补血止血的功用。主治血虚而面色萎黄，眩晕心悸，心烦失眠，肺燥咳嗽咯血，吐血衄血，尿血便血，崩漏，妊娠胎漏等症。现代研究发现，本品有增加外周血液中的红细胞、白细胞、血小板数量，提高机体的免疫功能。本品内含多种氨基酸，其中以赖氨酸、精氨酸含量最高，可促进对钙质的吸收，有利于骨的正常代谢。本品对创伤性休克、出血性休克等也有较良好的作用。

莲子

为睡莲科植物莲的果实。味甘、涩,性平。具有养心,益肾,补脾,涩肠的作用。主治夜寐多梦,遗精,虚泻,久痢,妇人崩漏带下等症。《本草纲目》称其能"交心肾,厚肠胃,固精气,强筋骨"。现代药理研究证实,本品内含多量的淀粉、棉籽糖。芡实与莲子均属甘平固涩之品,具有健脾,补肾的功效。芡实固肾涩精的功用强于莲子,而莲子养心健脾的功用优于芡实。

甘草

为豆科植物甘草的根及根状茎。味甘,性平。具有和中缓急,润肺,补脾,养心,解毒,调和诸药。主治脾胃虚弱,心悸气短,咳嗽,痰多,脘腹或四肢挛急疼痛,痈肿疮毒等症。现代研究从甘草中提取出甘草甜素、甘草酸等有效成分,证实本品具有类似肾上腺皮质激素的作用,能抑制胃酸分泌,缓解平滑肌痉挛等,又有抗炎,抗过敏,镇咳,止喘,镇痛等多方面的功效。近年来研究又发现本品提取物具有女性激素样作用,提取物50mg相当于0.1ml雌二醇的效力。

海马

为海龙科动物克氏海马等除去内脏的全体。味甘,性温。具有补肾壮阳,调气活血的功用。主治阳痿,遗精,虚喘,难产,癥瘕积聚,疔疮肿毒症。经现代研究表明,本品具有延长雌性小鼠的动情期,对去势鼠则可出现动情期,并可使子宫、卵巢重量增加,表现出类性激素样的作用。本品又含大量钙,有利于人体对钙的需求。

韭菜子

为百合科植物韭的种子。味甘、辛,性温。具有补肝肾,暖腰膝,壮阳固精的功用。主治阳痿梦遗,小便频数,遗尿,腰膝酸软冷痛,泻痢,带下等症。本品具有类似性激素样的作用,可配合大茴香、补骨脂、益智仁、鹿角胶、龙骨等治疗肾精虚冷,真气不固之症,对骨质疏松症有一定的预防与治疗作用。

黑芝麻

为胡麻科植物芝麻的黑色种子。味甘,性平。具有补肝肾,润五脏的功用。主治肝肾不足,虚风眩晕,须发早白,大便秘结等症。本品含有大量脂肪油、甾醇、维生素 E,可增加肾上腺中抗坏血酸及胆甾醇的含量。同时由于本品含有大量蛋白质与钙,有利于骨基质的形成与骨的矿化。《本草求真》称本品"填精益髓"。

海螵蛸

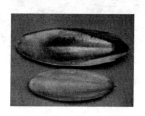

为乌贼科动物无针乌贼或金乌贼的内含舟状骨板。味咸,性微温。本品含碳酸钙 $80\% \sim 85\%$,壳角质 $6\% \sim 7\%$,黏液质 $10\% \sim 15\%$,并含少量氯化钠、磷酸钙、镁盐等。《本草经疏》称本品可治男子肾虚则精竭无子,女子肝伤则血枯无孕。

紫石英

为卤化物类矿物萤石的矿石。味甘,性温。具有镇心安神,降气暖宫的功能,主治虚劳惊悸,咳逆上气,妇女血海虚寒不孕等症。本品主要成分为氟化钙(CaF_2),纯品含钙 51.2%,氟 48.8%。

蛇床子

为伞形植物蛇床的果实。味辛、苦,性温。具有温肾助阳、祛

风燥湿,并有杀虫的作用。主治男子阳痿,阴囊湿痒,女子带下阴
痒,子宫寒冷不孕,风湿痹痛等症。现代药理研究表明,本品具有
类似性激素作用,能延长实验动物动情期,缩短动情周期。可提
高男性性机能与宫寒不孕女子的受孕率,对骨代谢有明显的调节
作用,加速骨的生成,本品外用有燥湿,杀虫,止痒的作用,对于滴
虫性阴道炎、白带增多,可用以煎汤冲洗。

杜仲

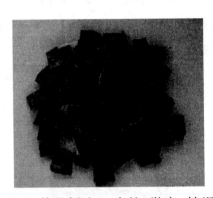

　　为杜仲科植物杜仲的树皮。味甘,微辛,性温。具有补肝肾,
强筋骨,益腰膝及安胎的功用。主治腰脊酸痛,足膝痿弱,胎漏欲
堕,高血压等症。《本草经疏》称"杜仲主腰脊痛,益精元,坚筋骨,
脚肿酸瘸,不欲践地者,盖腰为肾之府,经日:动摇不能,肾将惫
矣。又肾藏精而主骨,肝藏血而主筋,二经虚,则腰脊痛而精气
乏,筋骨软而脚不能践地也。《五脏苦欲补泻》云,肾枯燥,急食辛
以润之,肝苦急,急食甘以缓之。杜仲辛甘具足,正能解肝肾之所
苦,而补不足也。"本品为强筋壮骨,调节矿物质代谢,防治骨质疏
松的代表药物。

桑螵蛸

　　为螳螂科昆虫大刀螂、南方刀螂、广腹螳螂的卵鞘,又名蜱

蛸、桑蛸。古时称螳螂卵为螵蛸,产于桑树上者则称为桑螵蛸。味咸、甘,性平。具有补肾,固精,缩小便的功用。主治遗精,阳痿,早泄,小便频数,遗尿,带下等症。《本经》:"主伤中,疝瘕,阴痿,益精生子。女子血闭腰痛,通五淋,利小便水道。"《别录》:"疗男子虚损,五藏气微,梦寐失精,遗溺。"《药性论》:"主男子肾衰漏精,精自出,患虚冷者能止之。止小便利,炮熟,空心食之。虚而小便利,加而用之。"本品内含蛋白质、脂肪、碳水化合物、粗纤维及铁、钙、胡萝卜素样色素等,其卵囊附着的蛋白膜上,含有大量柠檬酸钙的结晶,卵黄球含糖蛋白及脂蛋白等,对骨的形成有促进作用,以防止骨钙的丢失。

菟丝子

为旋花科植物菟丝子或大菟丝子的种子。又名吐丝子、菟丝实、无娘藤、无根藤、菟藤、菟缕、野狐丝、豆寄生、黄藤子、萝丝子等。味辛,甘,性平,无毒。具有补肾益精,养肝明目作用。适用于肝肾不足的腰膝筋骨酸痛,腿脚软弱无力、阳痿遗精、呓语、小便频数、尿有余沥、头晕眼花、视物不清、耳鸣耳聋以及妇女带下、习惯性流产、功能性子宫出血、再生障碍性贫血等症。《扁鹊心书》称本品能"补肾气,壮阳道,助精神,轻腰脚。"菟丝子中含大量糖苷、维生素 A 类物质,能调节上皮细胞与骨骼细胞分泌、增强成骨细胞活性,以维持骨的正常生长与改造。

䗪虫

䗪虫为鳖蠊科昆虫地鳖或姬蠊科昆虫赤边水䗪的雌性全虫,味咸、性寒,入心、肝、脾三经,有逐瘀,破积,通络,理伤,续筋骨等作用。治癥瘕积聚,血滞经闭,产后瘀血腹痛,跌打损伤等。《本草经疏》:䗪虫,治跌扑损伤,续筋骨有奇效。《长沙药解》:䗪虫善化瘀血,最补损伤,《金匮》鳖甲煎丸用之治病疟日久,结为症瘕;大黄蛰虫丸用之治虚劳腹满,内有干血;下瘀血汤用之治产后腹痛,内有瘀血;土瓜根散用之治经水不利,少腹满痛。据现代研究表明,本品可改善老年人因运动减少而致的血流量缓慢,增强骨骼的营养,促使骨矿含量逐渐增多,从而缩短骨形成周期及骨再塑造周期,提前骨折愈合时间。

龟板

为龟科动物乌龟的甲壳(主要为腹甲)。味咸、甘,性平。具有滋阴潜阳,益肾健骨,养血安神,调经止血的功用。治疗阴虚阳亢,或热性病阴液大伤后虚风内动的惊厥,头晕目眩,心烦不宁,五心烦热,以及肾虚引起腰酸跚楚,筋骨瘦弱,步履维艰,背驼,失眠健忘等症。现代研究表明,本品含胶质、脂肪及钙盐,对治疗骨质疏松相关的疼痛有一定的疗效。常可配合山萸肉、补骨脂、杜仲、牛膝、地黄等同用。龟板熬煮成的固体块即为龟板胶,功用与龟板类同,其滋阴补血的作用较优。鹿角胶能补阴中之阳,通督脉之血,而龟板胶补阴中之阴,益任脉之血。二者合用,阴阳俱补,相得而益彰。

淫羊藿

为小檗科多年生草本植物淫羊藿及同属植物箭叶淫羊藿的茎叶。味辛、甘,性温。归肝、肾经。具有温补肾阳,强壮筋骨,祛风除湿的功用,治疗肾阳虚衰引起的阳痿遗精,筋骨萎软,腰膝无力,半身不遂,风湿痹痛,肢体麻木拘挛等症。《本经》:主阴痿绝伤,茎中痛。利小便,益气力,强志。《别录》:坚筋骨。消瘰疬、赤痈;下部有疮,洗,出虫。《日华子本草》:治一切冷风劳气,补腰膝,强心力,丈夫绝阳不起,女子绝阴无子,筋骨挛急,四肢不任,老人昏耄,中年健忘。《医学入门》:补肾虚,助阳。治偏风手足不遂,四肢皮肤不仁。现代药理研究证实,本品具有雄性激素样的作用,可明显加强去势诱导的骨质疏松动物模型的成骨细胞活性,增加成骨细胞数量,使类骨质形成增多。还可影响骨的再塑造周期,缩短骨吸收周期。恢复因性激素水平下降而引起的骨量丢失,阻止与延缓骨质疏松的发生与发展。本品又具有降压、抗过敏、抗炎及调整机体免疫功能等作用。

紫河车

为健康人的胎盘。味甘、咸,性温,入肺、心、肾经,有大补气血,益精之功能,能治疗各种虚损、精血不足。即所谓"精不足,补之以味"。现代研究表明,本品含蛋白质、糖、钙、维生素、免疫因子、女性激素、助孕酮、类固醇激素、促性腺激素、促肾上腺皮质激素等,可提高性激素水平,增加成骨细胞活力,促进骨组织代谢,能缩短骨折愈合时间。同时本品能提高机体的免疫功能,增强机体抗病能力。本品含有与血液凝固有关的成分,可促进创伤愈合。因本品腥味较重,一般不入汤剂,可以干粉装入胶囊中吞服。

鹿茸

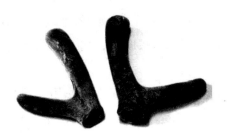

为鹿科动物梅花鹿或马鹿的尚未骨化的幼角。味甘咸,性温。能生精补髓,益肾助阳,强筋健骨。治疗虚劳,精神疲乏,头晕目眩,耳鸣耳聋,腰膝酸软,阳痿滑精,子宫虚冷,崩漏带下等症。《别录》:疗虚劳洒洒如疟,羸瘦,四肢酸疼,腰脊痛,小便利,泄精,溺血,石淋,痈肿,骨中热,疽痒。《药性论》:主补男子腰肾虚冷,脚膝无力,梦交,精溢自出,女人崩中漏血。《纲目》:生精补髓,养血益阳,强健筋骨。治一切虚损、耳聋、目暗、眩晕、虚痢。

　　现代研究发现,本品中抽提出的鹿茸精为良好的全身强壮剂,它能提高机体的免疫力,改善睡眠与食欲,降低肌肉的疲劳,能扩张外周血管,对衰弱的心脏有明显的强心作用。本品还具有激素样作用,促进人体的生长、发育,改善能量代谢,调节钙、磷代谢的功能,保持骨密度峰值,能增强再生过程,促进骨折修复。鹿角胶系老化的鹿角煎熬而成的胶块,功用与鹿茸大致相似,但补力缓,久服方能见效。

　　天然药物中含钙量高、有利于骨钙补充的还有:石决明、海蛤壳、瓦楞子、海浮石、大茴香、丁香、钟乳石等。

　　天然药物具有补肝益肾,强筋壮骨作用,能调节骨代谢,促使骨钙化的还有:黄精、山药、覆盆子、续断、牛膝、狗脊、桑寄生、鳖甲、女贞子、骨碎补、肉苁蓉等。

　　天然药物中具有类似激素样作用,调节内分泌,促进钙吸收与利用的还有:熟地黄、何首乌、蛤蚧、仙茅、锁阳、阳起石、潼蒺藜、原蚕蛾、巴戟天、广狗鞭、鹿鞭、海狗肾、附子、肉桂、冬虫夏草、海龙等。

　　天然药物中含有对骨质有促生长作用与保护作用的氨基酸、维生素及微量元素的还有:当归、白芍、白术、茯苓、北沙参、石斛、扁豆、百合、赤小豆、白果、薏苡仁、赤石脂、玉竹等。

第十章 骨质疏松的预防

1分钟评估骨质疏松的风险

不可控危害因素

1.您的父母有骨质疏松病史或轻微跌倒后发生骨折的经历?

2.您的父母是否有驼背?

3.您的年龄是否＞40岁?

4.您在成年后是否曾经因为轻微的碰撞就伤到骨骼?

5.您过去1年有跌倒的经历吗? 或者您因为身体虚弱而害怕跌倒?

6.在您40岁后,身高是否比年轻时降低了超过3厘米?

7.您的体重是否较低（体重指数＜19kg/m²）?

8.您是否曾连续3个月以上服用"可的松、强的松"等激素类药品?

9.您是否有类风湿性关节炎病史?

10.您是否有甲状腺功能亢进、甲状旁腺功能亢进,1型糖尿病、营养或胃肠道功能障碍（克罗恩病、腹部疾病）病史?

女士回答

11.您是否在45岁以前就绝经了?

12.您是否曾经有过连续12个月以上没有月经?（绝经、怀孕、子宫切除除外）

13.50岁前,您是否做过卵巢切除,且没有接受激素替代治疗?

男士回答

14.您是否患有阳痿或缺乏性欲等雄激素缺乏的症状?

生活方式相关危险因素

15.您经常大量饮酒吗?

16.您目前或曾经一段时间吸烟吗?

17.您每天的体力活是否少于30分钟（家务、养花、走路、跑步）?

18.您是否不喝牛奶或奶制品,或对奶制品过敏,且未补充钙剂?

19.您每天的户外活动是否少于10分钟,且未补充维生素D?

骨质疏松症是一种与年龄相关的,"无声无息"的疾病。早期没有临床症状与体征,患者也没有任何不适感。发展到了中晚期,患者会出现疼痛,身高变矮,驼背,甚至发生骨质疏松性骨折。骨质疏松性骨折导致患者的致残率与致死率增加、生活质量下降。快来通过国际骨质疏松症基金会的一分钟骨质疏松症风险评估的 19 个问题，了解自己的骨骼健康。答"是"只是表示具有风险因子，这些风险因子可能导致骨质疏松症及骨折，并不代表已患骨质疏松症。

预防骨质疏松是关键

骨质疏松不是一朝一夕形成的，明智之举是从幼年时就要注意强壮骨骼，35 岁以后就开始有意识地去预防。女性尤其应该注意，不少中青年女性对时装、化妆品、减肥的关注，远远超过对可能会发生的骨质疏松的关注，宁愿花时间去研究时装和化妆品，却不舍得拿出时间到大自然中活动活动，晒晒太阳，或者在家中搭配一些对补钙壮骨有益处的饮食，以为骨质疏松是老年人的事儿。事实上，35 岁以后，骨代谢开始呈现负平衡，骨吸收大于骨生成，45 岁以上的女性最好每年测量一次骨密度，以了解自己的骨质情况，积极做好预防工作。

饮食和运动永远是防治骨质疏松的最佳良药。实践证明，长期卧床的老人尽管补充许多钙和维生素 D，但他们的骨质疏松照样发展；宇航员的饮食中并不缺钙，但他们在失重状态下大量丢失钙而造成的骨密度下降，需在返回地面很长时间才能恢复。这是因为户外运动一方面可以接受光照、增加骨组织的血液循环和营养，另一方面适量的负重和运动可以刺激骨组织对摄入体内的钙及其他矿物质的利用和吸收，保持骨骼健康。

治疗骨质疏松的态度应该是马上"亡羊补牢"。如果已经发生了骨质疏松，不能听之任之，要尽力阻止骨折的发生。骨质疏松患者需要终身服药：钙剂、维生素 D、抑制骨吸收的药物如合成鲑鱼降钙素，或使用促进骨形成的药物，女性患者可适量补充雌激素。用药治疗必须在医师的指导下进行。

预防骨质疏松应贯穿生命的始终

从胚胎到老年均要防治骨质疏松。人体内总钙量约1000克,分布于骨骼的占99%,表明钙对骨骼的重要性。成人钙的适宜摄入量是每天800~1000毫克,调查显示我国城乡居民钙摄入量均偏低,每天只有400~500毫克。由于近年来饮食结构改善、蛋白质和维生素D摄入充足,国人肠钙净吸收率逐年有所提高,这对骨代谢是有利的。而经过补钙的孕妇、产妇、新生儿、哺乳期妇女的骨密度值均显著高于未补充钙者,而缺钙和低骨密度值是发生骨质疏松的高危因素。

早产儿和足月产儿于出生时即有佝偻病者已屡见不鲜,而其母均有维生素D缺乏的情况;幼儿患佝偻病也比较常见,而骨骼快速生长的第一个时期是出生到两岁。因此防治骨盐不足和骨质疏松必须从孕妇及婴幼儿开始,特别是对于儿童要确保钙、维生素D和蛋白质的足量摄入,这样有益于骨骼发育。

青春期是骨骼快速生长的另一个重要时期,在此期间脊椎骨和髋骨的生长速度是平常的5倍,而女孩在这一时期累计的骨量大约相当于绝经后30年丢失的骨量。此时补充适当的钙并进行有效的体育锻炼能够有效地保护骨骼。另外,吸烟会直接影响骨峰值的形成并可能导致成年后骨质疏松性骨折的风险增加;酒精对于青少年骨骼发育也存在负面影响;而软饮料会产生"牛奶替代效应",即大量饮用软饮料使得富含钙的奶制品饮用减少从而间接导致骨峰值降低。因此,青少年戒烟、限酒、少喝软饮料有助于提高峰值骨量和骨骼强度,从而防治骨质疏松。

40岁以后尤其是50岁以后性激素分泌逐渐减少,70岁以后胃肠、肾、骨的功能进一步衰退,而且活动及日晒减少,因此原发性骨质疏松成为普遍问题,同时也容易发生继发性骨质疏松。因此,从胚胎到老年都要有恰当的营养和健康的身体,应当防治原发性及继发性骨质疏松。

预防骨质疏松最根本的方法是什么

预防骨质疏松最根本的方法是提高骨峰值,这样在年龄增长和绝经后,虽骨量减少,往往达不到发生骨质疏松的水平。所以从儿童及青年时期,就注意合理的饮食,钙量应充足,保持充分的户外活动,不染不良嗜好等。

钙是身体的重要元素,每日有600～1500毫克钙进入骨骼。世界卫生组织推荐,绝经后妇女与儿童一样,每日应食入1500毫克钙元素。奶制品含钙量最高,大约100毫升牛乳中含元素钙100毫克,豆制品、芝麻酱、海产品及水果蔬菜含钙量也较多。如果不喝牛奶,我国妇女每日食物中的元素钙则不足300毫克,需注意补充。如果服用钙片,应注意其中的含钙量,不要只看1片药的重量,例如葡萄糖酸钙片含钙7%,补充1000毫克元素钙,每天需要30片药;乳酸钙含钙13%,若补充1000毫克元素钙中需服15片药;活性钙每片含钙50毫克或25毫克,盖天力每片含钙25毫克,应根据各人的需要。决定每日应该服用多少。

阳光中的紫外线能促使皮肤内合成维生素D,维生素D又促进肠道吸收钙,大约每日接触阳光半小时即可。运动时,肌肉收缩刺激骨细胞再生,游泳、长跑、步行、跳舞及各种球类活动,均有利于骨质疏松的预防。

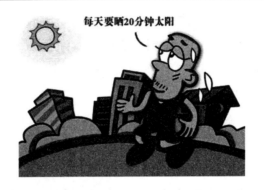

怎样合理预防骨质疏松

骨质疏松的早期预防有助于延缓骨丢失的进展和程度,减少骨折发生率,提高生活质量,降低医疗费用。

1.摄入足够的钙元素　骨组织像人体储存钙质的银行,我们必须保持相对固定的"收入",才能维持钙银行的收支平衡。补钙应从儿童和青少年时期开始,钙吸收随年龄而降低,补充足量钙是预防骨质疏松的重要措施之一。补钙首先应通过膳食来摄取钙,天然食品中牛奶钙含量最高而且易吸收是最好的钙源,大豆及大豆制品、深绿色叶菜、海产品及坚果含钙高,而民间常提到的骨头汤含钙甚少。中国营养学会提出我国 50 岁以上每日钙的适量摄入量为 1000 毫克,如何计算你食物中的钙含量是否足够,可用下列公式计算:

$A+B=C, D-C=E$

A 为牛奶中的钙量:100~200 毫克,日;B 为非奶制品食物钙量:350 毫克/日;C 为每日钙摄入量;D 为每日所需的钙量:50 岁以上 1000 毫克,绝经期 1200 毫克,绝经期后 1500 毫克;E 为缺钙量。

2.补充维生素 D　体内维生素 D 的主要来源,一是经紫外线照射生成维生素 D,随年龄增长,它的含量减少;二是摄入动物肝脏类食品,但年龄增大后,肠钙吸收效能下降。因此老年人补充活性维生素 D,比补钙更为重要。

3.提倡正确的生活方式　戒烟限酒,避免大量进食高蛋白、高盐及咖啡因食品,如每日增加摄入 40 克动物蛋白质可使尿钙排出量增加 40 毫克。

4.坚持适当的体育活动　运动促进骨形成和重建,增强骨强度,增强肌力,提高关节灵活性,防止骨折。运动方式有①有氧运动,如慢跑、快走、登台阶;②肌力练习包括抗阻运动,如杠铃、沙袋、拉力器、划船器,从小负荷逐渐增加;③平衡和灵活性训练,如体操、舞蹈、太极拳等。以上运动不适于骨质疏松合并骨折的病人,他们的运动方式和强度应在专科康复医生指导和监测下进行。

5.防跌倒可降低骨折发生的危险性　①预防方案:增加体力活动,加强下肢功能训练,如走步、慢跑等,以及平衡和灵活性训练。②心理支持:老年人害怕跌倒而不敢活动。由于不活动体能下降,日常生活活动能力降低,进一步加速骨量丢失。应加强心理教育,鼓励他们活动。③指导进行活动:活动前应先做准备活动,避免单足站、少弯腰捡物等。④消除危险因素和建立安全措施:如除掉地面上绊脚的物品,浴室使用防滑垫,厕所和楼梯安装扶手,室内光线充足,床边有随手打开电灯的开关。⑤治疗引起跌倒的疾病:如视力降低、中枢和周围神经病变、足部病变。⑥药物:镇静、抗抑郁药和利尿药可以引起跌倒,有些降压药引起体位性低血压而跌倒,应多加注意。

女性如何预防骨质疏松

50岁以上的女性中，每3个人，就会有一个遭受骨质疏松的痛苦。在45岁以上的妇女中，由于骨质疏松骨折引起的住院治疗人次，大大超过因心脏病或乳腺癌住院的人次。

女性除了和男性相同的骨量峰值的因素外，雌激素减少会导致骨质流失。所以，骨质疏松对女性的危害更大。女性预防骨质疏松要做到：

首先是生活措施，多吃含钙的食品，如鱼、虾、虾皮、海带、牛奶、乳制品、骨头汤、鸡蛋、豆类、精杂粮、芝麻、瓜子、绿叶蔬菜等。坚持体育锻炼，不吸烟、不饮酒、少喝咖啡及浓茶、少喝碳酸饮料、少吃糖及盐，动物蛋白也不宜过多，晚婚少育，哺乳期不宜过长，尽可能保存体内钙质。

其次，人到中年，尤其妇女绝经后，雌激素减少，骨质流失加速，应及早采取防治对策。近年来，欧美各国多数医学家主张，在妇女绝经后3年内，开始长期雌激素替代治疗，需要持续治疗6～10年，同时坚持长期预防性补钙，能有效地预防骨质疏松。但雌激素可能增加子宫内膜癌的发生率，现在建议使用选择性雌激素受体调节剂，这类药物比较安全。

在各种预防骨质疏松的方法中，将骨量峰值提高到最大值是最佳措施。这需要从年轻时开始，当代年轻女性两大"时尚潮流"，却会影响骨量值的提高，增加了骨质疏松的风险。一是减肥。体重短期下降过快会影响骨密度，导致骨质疏松。人身上适当的脂肪组织能通过生化作用转化成雌激素等，增加钙的吸收，促进骨的形成，防止骨质疏松。不少年轻女性过度追求苗条，在减去脂肪的同时，也减掉了骨量，年纪轻轻就可能提前出现骨质疏松。相比较而言，瘦小的人更容易发生骨质疏松。

二是防晒。人体要把钙质利用起来，还需要活性维生素 D，而人的饮食只能补充普通维生素 D，普通维生素 D 需要经过紫外线的作用才能成为活性维生素 D。防晒减少了紫外线照射，必然影响钙质吸收，进一步影响骨量值的提高。

冬季要警惕骨质疏松吗

冬季寒冷的天气为行人带来诸多不便，尤其是行动迟缓的老人更容易发生骨折。老年人在冬季骨折的发生率比其他季节要高出 24％，最易发生骨折的部位有椎体、股骨颈、桡骨远端、肱骨远端。究其原因，主要是由于人体内维生素 D 的浓度在冬季显得特别低，而影响钙磷的正常吸收和骨化作用，使骨的一个单位容积内骨组织总量减少，稍轻的外力作用即可导致骨折。同时，骨质疏松也是导致老人跌倒易骨折的直接原因。

冬季，特别是北方的一些城市，含钙食物比较缺乏，通过日常的饮食，已不能补充足量的钙，可以在医生的指导下通过服用钙制剂来补充。补充钙剂时，应注意选择钙含量高并且吸收率高的钙尔奇 D 片，其元素钙含量高，吸收相对也高，并含有维生素 D，是钙补充制剂的上选产品。晒太阳也不失为一种补钙的方法。冬季太阳比较温和，上午 9～10 时，下午 4～7 时，阳光中紫外线 A 光束增多，是储备体内"阳光荷尔蒙"——维生素 D 的大好时间，而上午 10 时～下午 4 时，对皮肤有害的紫外线 B 光束和 C 光束含量最高，应尽可能避免接触。

补充维生素 K 可预防骨质疏松吗

有一种维生素,也能帮助补充钙质。这就是维生素 K。维生素 K 是肝脏合成凝血酶原的必需物质,它还参与多种凝血因子的合成。人体少了维生素 K,血管稍有损伤,就会出血不止。

维生素在维持骨骼生长、发育、代谢方面起着重要的作用,尤其是维生素 A、维生素 D、维生素 C、维生素 K 的作用更不可忽视,当这些维生素缺乏时,可以引起骨代谢发生紊乱和骨骼生长停滞,甚至导致骨质疏松的发生。

维生素 K 除了帮助止血外,还能防止骨质疏松。维生素 K 可以促进小肠对钙的吸收,减少通过粪便与尿排泄的钙;同时促进钙质利用,使之沉积于骨骼内,成为骨骼成分。

维生素 K 还可以抑制骨骼吸收。骨骼中有两种性质不同的细胞。一种叫破骨细胞,专门破坏陈旧的骨结构(医学上称为骨吸收);另一种叫成骨细胞,其功能是促使钙质沉积,形成骨组织。两种细胞保持着动态平衡。骨组织虽不断进行新陈代谢,而体积和性质(刚度和强度)基本恒定。破骨细胞功能增强,或成骨细胞功能减弱,就会导致骨质疏松。维生素 K 通过一系列复杂环节,抑制破骨细胞活性,从而阻止骨基质的溶解与吸收,有效地对抗骨质疏松。动物实验结果也证明:维生素 K 确有阻止骨质疏松的作用,其作用仅次于雌激素,与维生素 D 有协同作用。

因此,特殊人群应保证体内维生素 K 充足,以防骨质疏松。维生素 K 从哪里来?营养学家指出,日常所吃食物中含维生素 K 较多的胡萝卜、荷兰芹、豌豆、动物肝脏、乳酪等。具有骨质疏松趋势的中老年人,尤其是绝经期妇女,不妨多吃一些这类食物。

此外,为了保证维生素 K 的充足供应,人体肠道内有不少正常存在的细菌可以利用人体无法吸收的"下脚料"源源不断地合成维生素 K。只要注意,不要动不动就长期、大量使用广谱抗生素"围剿"人体细菌,将这些对人体有益的细菌也杀灭殆尽,人体就不会少了宝贵的维生素 K。如果为了控制病情,不得已长期使用了大量抗生素,不要忘记补充维生素 K,一方面防止出血,另一方面也防止骨质疏松。

锻炼身体对防治骨质疏松重要吗

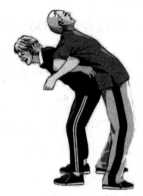

锻炼身体是增强体质的重要手段之一,运动锻炼也与骨健康有十分密切的关系,它能改善与维持骨的健康结构,有效防治骨质疏松症。国内外专家一再强调:积极的运动,加上合理的膳食,是预防骨质疏松症的理想模式。

骨的生长、发育、成熟与衰老虽与人的生命活动一样是一种不可抗拒的自然规律,但它受到诸多因素的影响与制约,其中运动负荷是重要的因素之一。运动锻炼可以改善骨骼的血液循环与代谢,增加外力对骨骼的刺激,可使成骨细胞的活性增强,减少骨钙的流失,是防治骨质疏松症的重要手段。运动锻炼一方面通过机械力直接作用于骨,使肌肉、骨骼变得粗壮有力;另一方面通过增加肌肉舒张与收缩,间接作用于骨,刺激骨的生长、发育,使骨密度增加,骨质变得更加坚固,延缓骨质疏松症的发生,提高抗骨折的能力。

研究表明,适当的运动锻炼可刺激未成年人骨骼,完成正常的生长、发育过程,使皮质骨与小梁骨明显增加,促使骨量达到峰值;对成年人的骨骼,适当的运动可以刺激骨骼,使骨量增加或保持峰值骨量;对绝经后妇女,适当的体育锻炼既可防止因运动负荷减少引起的骨量丢失,也可防止因性腺功能减退而造成的骨量丢失;对老年人来说,适当的运动能明显改善肌肉神经功能,增加肌肉的强度,可防止或延缓骨质疏松症的发生。

怎样掌握合适的运动量

运动量过小,不能达到锻炼的目的,不能使骨量水平得以提高。运动量过大,则容易造成过度疲劳,甚至可发生运动损伤。那么,多大运动量才合适呢?

1.自我感觉　合适的运动量是锻炼后感到精力充沛,睡眠、食欲良好,无心悸、气短、胸闷,虽有疲劳感,经休息后很快恢复。如果锻炼后自觉十分疲劳,食欲减退,睡眠不好,经休息后仍感觉浑身乏力,甚至对锻炼产生厌倦感,这表明运动量过大,应及时调整,适当减少运动量。

2.脉搏　脉搏的次数与运动量的多少呈正相关,也就是运动量越大,脉搏就越快。老年人运动后脉搏次数较运动前增加60%～65%为宜,通常保持在110～120次/分较为合适,即运动前的脉搏次数×60%或65%+运动前的脉搏次数=运动后的脉搏次数。例如运动前脉搏次数为 70 次/分,运动后的脉搏次数的计算公式为 $70 \times 60\% + 70 - 112$,或 $70 \times 65\% + 70 - 115.5$,也就是运动后的脉搏应以 112～116 次/分为宜。

另外还要注意观察结束锻炼后脉搏恢复到运动前水平的时间。一般健康老年人运动后的脉搏应在 5～10 分钟内恢复正常为宜。运动后脉搏过快或恢复过慢则表明运动量过大,应作适当调整。

3.呼吸　可根据呼吸的频率变化来评估运动量,一般每分钟的呼吸次数不应超过 24 次,较运动前增加 5～10 次为宜,停止运动后应在 5～10 分钟内恢复正常。

4.体重　一般刚开始锻炼的人,3～4 周后体重会逐渐下降,这是由于新陈代谢增加,体内脂肪减少所致,尔后体重将会保持在一定的水平上。如果出现体重进行性下降,明显消瘦,可能是运动量过大的缘故,必须减少运动量。如运动量减少后仍出现体重持续下降,可能是其他原因所致,应及时到医院检查。

步行对骨质疏松症患者有利吗

步行是很好的锻炼身体的方法。因步行和缓轻松,调节大脑皮层功能,消除疲劳,还能促进血液循环与胃肠有规律的活动,改善呼吸功能,能锻炼肌肉,活动筋骨,刺激骨骼,增加与维持骨量以及骨的强度,有效防止骨质疏松与骨质疏松引起的骨折。

一般来说,步行应保持中速,即每分钟 80～90 步或快速,即每分钟 100 步以上,每日应步行 1 小时左右,总量达 6000 步为宜,否则不能达到预期的锻炼目的。

目前社会上流行的倒退步行可以调整平时不太用的肌肉、改善血液循环,减轻或消除腰背肌疲劳酸痛,对防治骨质疏松症有好处,但必须在平地或无障碍处倒退行走为宜,避免因摔倒造成骨折或其他软组织损伤。

游泳对骨质疏松症患者有利吗

游泳是一项全身性的体育运动,对老年人十分合适。它利用水的物理作用刺激人体以增强心肺功能,利用水的浮力抵消人的大部分体重压力,改善肌肉的力量与关节功能的灵活性,使全身肌肉与关节得以协调、敏捷。游泳可直接刺激骨骼、肌肉,对维持骨量,防止骨量的丢失有很大好处,是预防骨质疏松症的一项极佳的锻炼方法。

慢跑对骨质疏松症患者有利吗

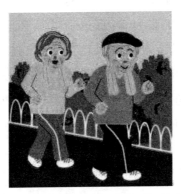

慢跑作为一种重要的锻炼身体的方式,为越来越多老年人所接受。慢跑能改善心脏的泵功能,改善大脑皮层功能,增加肺活量,促进脂质代谢,对防治冠心病、高血压、高血脂与肥胖症有较好的作用。同时慢跑又能直接刺激骨骼,增加骨矿含量,防止骨量过多丢失。慢跑能增加肌肉的收缩活动,对骨骼又起到间接的刺激作用,增强骨的代谢。运动负荷可使皮质骨与小梁骨形成明显增加,骨的抗折力也随之增加。

慢跑前先要做预备活动,使全身肌肉放松,并使心跳、呼吸与运动相适应。慢跑的速度以每分钟跑100～120米为宜。初练者可跑5～10分钟,然后逐步增加到15～20分钟,甚至可增加到30分钟。慢跑时动作要舒展,不要僵硬,脚步要轻快,不宜抬腿过高,要全脚着地,不要踮足跑,以免拉伤跟腱或腓肠肌。慢跑要量力而行,以身体微微出汗,感到舒适、不气短为宜。慢跑结束后,不要立即停止不动或马上坐下休息,而应慢步行走或原地踏步3～5分钟,然后再恢复到安静状态。

晒太阳可以预防骨质疏松吗

日光中含有红外线和紫外线,对身体所起的健康很重要,日光中的红外线可以扩张血管,促进血液循环与新陈代谢,改善心肺功能;紫外线则具有较强的杀菌能力,增强机体皮肤的免疫力与抗病力。紫外线还有更重要的作用是促进皮肤合成维生素D,维生素D促进小肠对钙、磷的吸收,参与骨代谢过程,增进骨对骨盐的吸收,直接促使骨的加速形成与钙化,有助于防治骨质疏松症。

在晒太阳时要注意以下事项:①每日光照15～30分钟,即可产生人体生理所需维生素D,故一般不宜在阳光下暴晒时间过长。②要根据不同的季节与地区确定光照的时间。一般夏季以上午8～10时,下午以16～18时较为适宜;冬季可以到户外晒太阳或散步为主。③避免在强烈的阳光直接照射下长时间暴晒,否则容易出现皮肤潮红、起泡等灼伤症状,严重者甚至可诱发皮肤癌变。因此在晒太阳时需用薄布或衣物等遮盖裸露的皮肤,最好选择在树荫下或屋檐下等,这些地方虽然不能接受太阳光的直接照射,但从地面上反射的紫外线能满足人体对维生素 D 的需求。④晒太阳时要注意保护眼睛,尤其夏天阳光充足,最好准备一副有色眼镜,防止阳光直接射入眼睛,损伤视网膜,造成视力减低,甚至失明等严重后果。⑤晒太阳应与运动相结合,如户外散步、慢跑等,这样更有利于钙的吸收,骨钙沉积。⑥晒太阳应与食物营养摄入相结合,特别要增加高钙食品的摄入量,这对防治骨质疏松症十分有益。

骨质疏松的预防与护理干预

虽然我们对骨质疏松有众多疗效确切、行之有效的治疗方法,但是我们应该意识到"治未病"是最好的对待疾病的方法,提高预防骨质疏松的意识、加大对骨质疏松的护理干预从而达到减少骨质疏松的发生发展具有重要的意义。有学者发现合理的饮食、减少烟酒浓茶的摄入量、定期举办宣传讲座、心理护理的疏导以及安全防护的指导可以有效地减少骨质疏松性骨折的发生率。有学者也发现合理的护理干预对老年骨质疏松具有重要的意义,因此骨质疏松重在"防",我们要加强骨质疏松患者的预防与护理干预从而提高患者的生活质量,增强患者的幸福感。

第十一章　骨质疏松患者的自我保健

骨质疏松患者如何自我防护

在日常生活中,注意有目的地进行以下几方面的自我锻炼与防护,可以减缓疾病的进程,有益于老年人身心健康。

1.注意生活起居,做到寒暖适宜,劳逸适宜:老年人的居室光线应充足,空气流通,避免潮湿和阴冷。随着居室装修热的兴起,各种现代装修材料进入了千家万户。大理石、花岗岩、通体砖等坚硬光滑的地板材料,给老年人的日常生活造成了一定的威胁。因此,老年人平时宜穿着平底鞋、不易滑的拖鞋,使用坐式卫生洁具,以防止滑倒。

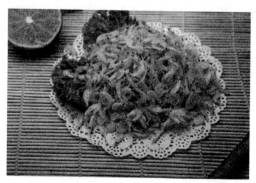

2.增进营养,促进食欲:老年人体质虚弱,而且多伴有不同程度的食欲缺乏、消化功能下降、贫血等。因此,老年人的饮食要美

味可口,易消化,富含维生素、铁、钙等(如牛奶、蛋类、瘦肉),多食绿色蔬菜、豆类、海产贝类食品,以促进钙的吸收,增强骨密度。有些老年人牙齿缺损,给进食带来很大的麻烦,即使装上义齿,仍然不能如意完成咀嚼任务。因此,平时要做好食物的加工,使得易于吸收。老年人还应改变长期养成的不良饮食习惯,纠正偏食,戒除烟、酒。

3.经常户外活动:绝大多数老年人室内活动多,室外活动少,更易促进骨质疏松。平时应多鼓励老年人积极参加户外活动,呼吸新鲜空气,接受日光沐浴。参加步行、慢跑、打太极拳、气功等运动,可使老年人体内代谢旺盛,肌肉韧带弹性增加,肌力增强,促进钙、磷的吸收,预防运动器官老化。老年人可按身体状况,选择动作平稳的体育锻炼,选择时要避免对骨及关节造成强烈冲击的运动,避免负重。运动时,应注意保持身体平衡,量力而行,循序渐进,持之以恒。

4.注意心理康复:老年人易出现心情抑郁。由于激素分泌减少,免疫功能下降,易造成老年人孤独、情绪不稳定。所以,要经常对老人们进行心理疏导,尽力消除悲观情绪,使他们心胸开阔、心情愉快、性格豁达。激发老年人的乐观自信的心理,正确对待现实,发挥其主观能动性。

5.注意生活细节:患有骨质疏松的老年人,在疼痛加剧时或骨折后,应注意卧硬板床休息。取平卧位,用低枕头,尽量使背部保持伸直。急性期过后,要尽可能早期离床,因为长期卧床会使病情进行性加重,容易发生肌力低下等废用性综合征。从卧位坐起时,老年患者应预防无意识屈曲躯干使疼痛加剧,应保持躯干在伸直位。可采用侧位坐起或戴腰围(腰围的使用不能持续,只能间歇性只限于外出和工作时。长期应用会使腰肌松弛,腰背疼痛加重)。按摩、理疗、体疗等对治疗老年性骨质疏松均有一定的效果。

6.老年人出现腰痛,如找不到明显原因,首先要想到骨质疏松的可能,要提高警惕,增强自我保健意识,及时到医院检查。

总之,随着老年人口日益增多,骨质疏松的防治越来越受到重视。由于不少老年人普遍都存在不同程度的骨质疏松,平时要具备防范意识,不到车水马龙的场所去,平时做些力所能及的事。患者要采取自我康复的各种综合措施,以提高生存的质量,真正地达到既健康又长寿。

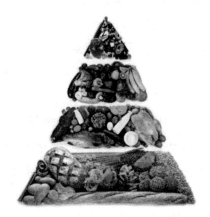

骨质疏松患者如何自我保健

1.多吃含钙及蛋白质的食物,多喝牛奶及奶制品,多食深绿色蔬菜。牛奶及豆制品含钙较多,鱼、鸡、牛肉蛋白质含量丰富。

2.豆类及豆制食品含有大量的钙质可多食用。

3.炖排骨汤时,可加一些醋让骨中的钙释出。

4.避免过量的茶、咖啡、烟等刺激性的东西,忌烟、忌酒。

5.多晒太阳,每日至少有 15～60 分钟的户外活动,可帮助身体中钙的吸收,强化骨质。

6.适量运动,可以改善骨骼的血液供应,增加骨密度。

7.保持正确姿势,不要弯腰驼背,以免增加骨骼的负担。

8.不要经常采取跪坐的姿势。

9.40 岁以上者,应避免从事太激烈、负重力太大的运动。

10.老年人应慎用药物,如利尿药、四环素、异烟肼、抗癌药、泼尼松(强的松)等均可影响骨质的代谢。

11.防止各种意外伤害,尤其是跌倒容易造成手腕、股骨等处的骨折。

12.定期做 X 线摄片及骨质密度检查。

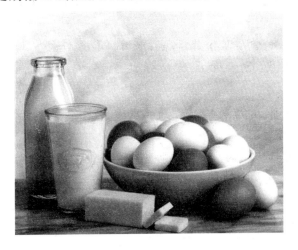

参 考 文 献

1.王亮,马远征.骨质疏松症百问百答.北京:科学技术文献出版社,2017

2.王丹彤.骨质疏松症防治.北京:科学出版社,2017

3.李清亚.治疗骨质疏松和骨质增生46法.北京:金盾出版社,2009

4.刘刚.骨质疏松症的预防与康复.北京:人民卫生出版社,2014

5.贾清华.骨质疏松防治与调养.北京:中国医药科技出版社,2014

6.刘克勤.骨质疏松症.北京:中国协和医科大学出版社,2015

7.程志安.防治骨质疏松强健骨骼.广东:广东科技出版社,2013

8.甄健存.骨质疏松治疗药物的合理使用.北京:人民卫生出版社,2011

9.王临虹,夏维波,林华.骨质疏松症防控指南.北京:北京大学医学出版社,2017

10.刘锡田.骨质疏松自己搞定.北京:北京出版社,2014

11.周海昱.骨质疏松的防治与康复.天津:天津科技翻译出版社,2017

12.张景明.骨质疏松与骨质增生防治120问.陕西:第四军医大学出版社,2011

13.(日)林泰史,(日)小山律子.一本拿下骨质疏松.江苏:江苏科学技术出版社,2015